口腔医学(中级)资格考试冲刺试卷
(第六版)

卫生专业职称考试研究专家组　编写

编委（按姓氏笔画排序）

华　昊　李　磊　吴春虎

柯明辉　黄　帅　蒋　京

中国健康传媒集团

中国医药科技出版社

图书在版编目（CIP）数据

口腔医学（中级）资格考试冲刺试卷／卫生专业职称考试研究专家组编写．—6版．
—北京：中国医药科技出版社，2018.10
ISBN 978-7-5214-0499-9

Ⅰ．①口…　Ⅱ．①卫…　Ⅲ．①口腔科学—资格考试—习题集　Ⅳ．①R78-44

中国版本图书馆 CIP 数据核字（2018）第 228883 号

美术编辑　陈君杞
版式设计　张　璐

出版　**中国健康传媒集团**｜中国医药科技出版社
地址　北京市海淀区文慧园北路甲 22 号
邮编　100082
电话　发行：010-62227427　邮购：010-62236938
网址　www.cmstp.com
规格　787×1092mm $\frac{1}{16}$
印张　8 $\frac{1}{4}$
字数　161 千字
初版　2012 年 11 月第 1 版
版次　2018 年 10 月第 6 版
印次　2022 年 1 月第 5 次印刷
印刷　三河市腾飞印务有限公司
经销　全国各地新华书店
书号　ISBN 978-7-5214-0499-9
定价　35.00 元

获取新书信息、投稿、
为图书纠错，请扫码
联系我们。

目　　录

冲刺试卷一

基础知识

一、A1/A2 型题：每一道考试题下面有 A、B、C、D、E 五个备选答案。请从中选择一个最佳答案。

1. 根尖肉芽肿的上皮成份绝大多数来自
   A. Malassez 上皮剩余
   B. 口腔上皮
   C. 缩余釉上皮
   D. 牙板上皮
   E. 腺上皮

2. 有关黏膜下纤维化，以下哪项是错误的
   A. 为一种癌前状态
   B. 上皮萎缩
   C. 主要变化为结缔组织纤维变性
   D. 晚期胶原纤维全部玻璃样变
   E. 临床上不会出现疱或溃疡

3. 磷酸锌水门汀在凝固时及凝固后可释放出游离磷酸，刺激牙髓，正确说法不包含哪种
   A. 一般是可逆的
   B. 一般 5~8 周恢复正常
   C. 可用于牙体缺损的暂时充填修复
   D. 可黏结嵌体、冠、桥和正畸附件
   E. 可作深龋衬层

4. 釉牙本质界的小弧形凹面
   A. 与釉柱平行
   B. 向着牙本质
   C. 向着牙釉质
   D. 与牙釉质生长线平行
   E. 与釉板平行

5. 在慢性涎腺炎时腺管周围及纤维间质中主要细胞为
   A. 淋巴细胞和浆细胞
   B. 中性粒细胞和淋巴细胞
   C. 浆细胞和单核细胞

   D. 中性粒细胞和单核细胞
   E. 淋巴细胞

6. 当有开口困难及脑神经症状时，最不可能的诊断是
   A. 关节区良恶性肿瘤
   B. 鼻咽癌
   C. 翼腭窝上颌窦后壁肿瘤
   D. 癔病性牙关紧闭
   E. 腮腺恶性肿瘤

7. 被认为是重要的致龋菌的为
   A. 变形链球菌　　　B. 血链球菌
   C. 消化链球菌　　　D. 乳杆菌属
   E. 放线菌属

8. 腮腺浅叶上缘由后向前依次排列的顺序为
   A. 颞浅动脉、颞浅静脉、耳颞神经、面神经颞支、面神经颧支
   B. 颞浅静脉、耳颞神经、颞浅动脉、面神经颞支、面神经颧支
   C. 耳颞神经、颞浅动脉、颞浅静脉、面神经颧支、面神经颞支
   D. 面神经颧支、颞浅动脉、颞浅静脉、耳颞神经、面神经颞支
   E. 面神经颞支、颞浅静脉、耳颞神经、颞浅动脉、面神经颧支

9. 乳牙全部萌出时间为
   A. 1 岁半左右　　　B. 2 岁左右
   C. 2 岁半左右　　　D. 3 岁左右
   E. 3 岁半左右

10. 尖牙保护型的特点为
    A. 侧方咬合运动时，工作侧只有尖牙形成𬌗接触
    B. 侧方咬合运动时，工作侧只有尖牙脱离𬌗接触

C. 侧方咬合运动时，非工作侧只有尖牙形成𬌗接触

D. 侧方咬合运动时，非工作侧只有尖牙脱离𬌗接触

E. 非正中𬌗时，双侧尖牙形成均匀𬌗接触

11. 𬌗过度磨耗不可能出现
A. 𬌗面磨平
B. 𬌗边缘变锐
C. 牙本质暴露
D. 面下1/3变短
E. 牙体颊舌径变窄

12. 有关原位癌的描述，不正确的是
A. 可呈斑块、颗粒状、乳头状或溃疡
B. 上皮细胞中颗粒层增生，排列紊乱
C. 基底膜完整
D. 固有层有炎细胞浸润、血管增多
E. 细胞异型性明显

13. 口角位置相对于
A. 尖牙与第一前磨牙之间
B. 中切牙与尖牙之间
C. 第一、第二前磨牙之间
D. 第二前磨牙与第一磨牙之间
E. 中切牙与尖牙之间

14. 决定牙形状的重要牙因素是
A. 成釉器　　　B. 牙乳头
C. 牙囊　　　　D. 牙板
E. 萌出时间

15. 磨牙后垫位于
A. 上颌最后磨牙腭侧
B. 上颌第三磨牙后方
C. 下颌第三磨牙舌侧
D. 下颌第三磨牙颊侧
E. 下颌最后磨牙远中

16. 关于氟牙症的描述不正确的是
A. 光镜观察釉基质有缺陷
B. 受害区柱间发育不全或完全消失

C. 严重者釉质有缺损且有色素沉着
D. 透射电镜下观察与正常釉质不同
E. 氟牙症者少发生龋

17. 引起楔状缺损的主要原因是
A. 牙体组织疲劳
B. 牙周病
C. 牙颈部的特殊结构
D. 酸的作用
E. 不正确的刷牙方式

18. 钴铬合金全冠抛光所用抛光剂是
A. 氧化铁　　　B. 氧化铬
C. 硼砂　　　　D. 浮石
E. 石膏

19. 唇痈较少出现大块组织坏死，这是因为
A. 唇部组织表浅，易于早期发现病变
B. 唇部血液循环丰富
C. 感染的细菌毒力较低
D. 金黄色葡萄球菌是条件致病菌，其侵袭力弱
E. 唇部运动频繁，细菌不易滞留聚集

20. 银汞合金强度在其固化多少小时后，达到最高值
A. 20分钟　　　B. 1小时
C. 6小时　　　　D. 24小时
E. 2天

21. 牙髓坏死一般不存在
A. 可伴发特殊细菌感染形成牙髓坏疽
B. 牙髓坏疽时坏死组织呈灰白色
C. 坏死牙髓常呈无结构物
D. 牙髓细胞核固缩碎裂溶解
E. 胞浆和间质崩解

22. 义齿初戴时出现疼痛的原因不包括
A. 组织面有塑料小瘤
B. 垂直距离过低
C. 骨突处缓冲不够
D. 基托边缘过长
E. 咬合不平衡

23. 关于慢性龈炎和龈增生，不正确的是
    A. 主要在龈沟壁处有炎症细胞浸润
    B. 龈沟上皮直接下方有中性粒细胞反应区
    C. 淋巴细胞主要为 B 细胞
    D. 增生性龈炎多见于女性
    E. 长期的增生性龈炎多为纤维型

24. 下颌骨易发生骨折的薄弱部位不包括
    A. 正中联合   B. 颏孔区
    C. 下颌角   D. 乙状切迹
    E. 髁突颈部

25. 牙釉质为覆盖于牙冠表面的一层硬组织，其厚度
    A. 均匀地覆盖于整个牙冠部
    B. 从牙冠部向牙颈部逐渐变薄
    C. 从牙冠部向牙颈部逐渐变厚
    D. 从近中向远中逐渐变薄
    E. 从近中向远中逐渐变厚

26. 钙化不全的沟称为
    A. 沟   B. 裂
    C. 点隙   D. 发育沟
    E. 窝

27. 为达到良好的抗力形，下列哪项是错误的
    A. 洞底要平，洞底轴壁与髓壁相交形成的轴髓线角不应过于锋锐
    B. 洞形要有一定的深度
    C. 邻殆洞应制成阶梯
    D. 邻殆洞邻面部分龈壁应做成斜向龈方的斜面
    E. 去除薄壁弱尖

28. 毛囊和皮脂腺内寄居的细菌在下列条件下易引发面部疖痈，除了
    A. 机体衰弱
    B. 营养不良
    C. 新陈代谢障碍
    D. 毛囊破坏、皮脂腺萎缩

    E. 皮肤抵抗力下降

29. 口腔黏膜中蛋白质合成最活跃的是
    A. 角化层   B. 粒层
    C. 棘细胞层   D. 颗粒层
    E. 基底层

30. 义齿制作过程中，填胶后热处理升温过快会导致
    A. 基托变形
    B. 人工牙变形
    C. 模型变形
    D. 基托塑料聚合不充分
    E. 基托内形成气泡

31. 氟防龋的最佳年龄为
    A. 从出生到死亡全程连续使用
    B. 从出生到死亡间断性使用
    C. 6 个月 ~ 12 岁
    D. 6 个月 ~ 18 岁
    E. 6 ~ 14 岁

32. 上颌神经属于
    A. 运动神经   B. 感觉神经
    C. 交感神经   D. 副交感神经
    E. 混合性神经

33. 关于良性黏膜类天疱疮的描述，不正确的是
    A. 为基底层下疱，基底细胞变性
    B. 上皮层可全层剥脱
    C. 组织愈合后可形成瘢痕
    D. 上皮内出现棘层松解
    E. 固有层有大量的淋巴细胞、浆细胞及嗜酸性粒细胞浸润

34. 下颌骨的主要生长中心为
    A. 髁突   B. 喙突
    C. 下颌角   D. 正中联合
    E. 颏孔区

35. 关于特异性免疫，下列说法错误的是
    A. 是人体在长期生活过程中与病原微生物等抗原物质接触后所产生的免疫

B. 在机体出生后形成的

C. 具有特异性

D. 可遗传

E. 是维持个体健康的重要功能之一

36. 正常情况下，最易引起牙本质敏感症的釉质牙骨质界结构为

    A. 少量牙骨质覆盖在釉质表面

    B. 多量牙骨质覆盖在釉质表面

    C. 釉质与牙骨质端端相接

    D. 釉质与牙骨质分离

    E. 釉质少许覆盖牙骨质

37. 下述哪一项不是疣状癌的特征

    A. 多不发生转移

    B. 上皮以外生性过度增生为主

    C. 细胞轻度异形

    D. 生长迅速

    E. 上皮细胞成球状向下方结缔组织中破坏性推进生长

38. 最先萌出的恒牙是

    A. 上中切牙   B. 下中切牙

    C. 第一磨牙   D. 第一前磨牙

    E. 侧切牙

39. 侧向运动时，使下颌向左运动的主要肌肉是

    A. 左侧翼外肌上头

    B. 右侧翼外肌上头

    C. 左侧翼外肌下头

    D. 右侧翼外肌下头

    E. 左侧嚼肌

40. 在大开口运动时，运动下颌的主要肌肉为

    A. 颞肌   B. 翼外肌

    C. 翼内肌   D. 下颌舌骨肌

    E. 咬肌

41. 印膜材料根据塑形后有无弹性分为弹性和非弹性印膜材料，根据是否可反复使用分为可逆和不可逆印膜材料，临床常用的纤维素印膜材料特点属于

    A. 弹性可逆   B. 弹性不可逆

    C. 非弹性可逆   D. 非弹性不可逆

    E. 热凝固类

42. 属于面侧深区的解剖结构是

    A. 翼丛、颌外动脉、翼外肌

    B. 颌外动脉、翼内肌、下颌神经

    C. 翼丛、翼外肌、下颌神经

    D. 颌外动脉、翼外肌、翼内肌

    E. 翼丛、翼内肌、下颌神经

43. 乳牙萌出顺序为

    A. 乳中切牙→乳侧切牙→乳尖牙→第一乳磨牙→第二乳磨牙

    B. 乳中切牙→乳侧切牙→第一乳磨牙→乳尖牙→第二乳磨牙

    C. 乳中切牙→乳侧切牙→第一乳磨牙→第二乳磨牙→乳尖牙

    D. 乳侧切牙→乳中切牙→第一乳磨牙→乳尖牙→第二乳磨牙

    E. 乳侧切牙→乳中切牙→乳尖牙→第一乳磨牙→第二乳磨牙

44. 进行骨吸收的主要细胞为

    A. 成骨细胞   B. 前成骨细胞

    C. 破骨细胞   D. 骨细胞

    E. 骨衬里细胞

45. 口腔健康调查的样本含量小则

    A. 抽样误差小   B. 调查成本大

    C. 浪费人力物力   D. 调查时间长

    E. 抽样误差大

46. 大部分舌尖淋巴管汇入至

    A. 同侧颌下淋巴结

    B. 舌下淋巴结

    C. 颏下淋巴结

    D. 颈深上淋巴结

    E. 对侧颌下淋巴结

47. 牙周膜厚度平均为

    A. 0.15～0.38 mm   B. 0～2 mm

C. 0.5～3 mm　　　D. 0.21～0.30 mm

E. 0.18～3 mm

48. 下列有关颌骨骨髓炎的描述，不正确的是
    A. 感染的初期，骨髓腔内血管扩张充血，大量中性粒细胞浸润，组织溶解形成脓肿
    B. 慢性感染中可见骨细胞消失，骨陷窝空虚，呈无结构死骨
    C. 慢性骨髓炎，若伴增生性骨膜炎时，可见反应性新骨形成
    D. 致密性骨炎骨髓腔窄小，腔内有纤维组织及少量淋巴细胞浸润
    E. 临床上以单纯金黄色葡萄球菌感染多见

49. 氟牙症的临床表现以下描述正确的是
    A. 恒牙、乳牙均多见
    B. 全口牙均受累
    C. 15 岁以前居住在高氟区可患氟牙症
    D. 患牙釉质形态表现为白垩釉、棕黄色素沉着斑块和带状釉实质缺损
    E. 患牙耐磨性差，但对酸蚀的抵抗力强

50. 全部为无细胞牙骨质的区域为
    A. 牙本质表面
    B. 自牙颈部到近根尖 1/3 处
    C. 牙颈部
    D. 根尖区
    E. 自牙颈部到近根尖 3/4 处

51. 慢性盘状红斑狼疮内不存在
    A. 上皮可见过度角化或不全角化
    B. 棘层萎缩，可见上皮钉突增生伸长
    C. 可形成上皮内疱
    D. 上皮下结缔组织内有淋巴细胞浸润
    E. 胶原纤维可发生类纤维蛋白变性

52. 甲基丙烯酸甲酯类软衬材料中起软化增塑作用的成分是

A. 对苯二酚
B. 邻苯二甲酸二丁酯
C. 甲基丙烯酸甲酯单体
D. 聚甲酯丙烯酸甲酯
E. 过氧化二苯甲酰

53. 有关成釉细胞瘤的生物学特点，正确的是
    A. 为良性肿瘤，但有局部浸润性生长，治疗不彻底易复发
    B. 为良性肿瘤，无局部浸润性生长，治疗不彻底易复发
    C. 为良性肿瘤，有局部浸润性生长，易发生转移
    D. 为良性肿瘤，无局部浸润性生长，不易复发
    E. 为良性肿瘤，有局部浸润性生长，不易复发

54. 为纯黏液性腺体的是
    A. 腮腺　　　　B. 颌下腺
    C. 舌下腺　　　D. 唇腺
    E. 腭腺

55. 腺体中有淋巴细胞浸润见于下列哪种疾病
    A. 急性涎腺炎
    B. 慢性涎腺炎
    C. 慢性复发涎腺炎
    D. 流行性腮腺炎
    E. 舍格伦综合征

56. 琼脂印膜材料的凝固原理为
    A. 离子交换变化　B. 物理温度变化
    C. 化学变化　　　D. 物理压力变化
    E. 聚合变化

57. 有关创伤性骨囊肿的描述，不正确的是
    A. 为发生于外伤后引起骨髓内出血，出血后机化过程消失而致
    B. 好发于青年，男性多见，长骨好发
    C. 早期多无症状

D. 囊壁纤维结缔组织为薄厚不一复层鳞状上皮

E. 囊壁纤维结缔组织内可见骨组织或类骨质形成

58. 牙龈纤维中最多的一组是
   A. 龈牙组   B. 牙槽嵴组
   C. 环行组   D. 牙周膜组
   E. 越隔组

59. 判断有无咬合异常是通过检查
   A. 颞颌关节健康情况
   B. 有无肌肉疼痛
   C. 下颌运动时接触
   D. 上下牙列咬合的石膏模型
   E. 颌功能以及肌肉和颞颌关节健康

60. 哺乳动物的牙齿为
   A. 单牙列   B. 多牙列
   C. 端生牙   D. 同形牙
   E. 异形牙

61. 𬌗堤平面与上唇下缘的关系是
   A. 唇上 2 mm   B. 与唇平齐
   C. 唇下 2 mm   D. 唇下 3 mm
   E. 唇下 4 mm

62. 变性型涎腺肿大症，描述正确的是
   A. 为一种非炎症性非肿瘤性病变，慢性复发性无症状性腮腺肿大
   B. 本病主要与乙醇中毒、肝硬化及内分泌障碍有关
   C. 单侧腮腺颌下腺发病较多见
   D. 主要病变为黏液腺泡变大，腺泡细胞间界限不清
   E. 闰管及分泌管有病变，常见胞核周围空小泡形成

63. 关节盘分区中关节负重区为
   A. 前带   B. 中间带
   C. 后带   D. 双板区上层
   E. 板区下层

64. 判断对刃𬌗时，下颌应处于

A. 正中关系   B. 息止颌位
C. 正中𬌗位   D. 肌位
E. 非正中关系

65. 有关牙周膜面积的说法，下列哪项是正确的
   A. 测量结果表明，上颌第一前磨牙牙周膜面积最小
   B. 测量结果表明，上颌第二磨牙牙周膜面积最小
   C. 测量结果表明，上颌侧切牙和下颌中切牙牙周膜面积最小
   D. 测量结果表明，下颌第一前磨牙牙周膜面积最小
   E. 测量结果表明，下颌第二磨牙牙周膜面积最小

66. 防龋剂中，氟能抑制细菌糖代谢过程中的
   A. 乳酸脱氢酶
   B. 丙酮酸激酶
   C. 葡萄糖激酶
   D. 烯醇酶
   E. 磷酸葡萄糖酸水解酶

67. 有关天疱疮细胞的描述，不正确的是
   A. 为松解的棘细胞
   B. 可单个或数个排列成团
   C. 细胞水肿变性呈圆形，胞核圆大而肿胀，核周有窄晕
   D. 细胞胞浆透明，细胞膜深染有折叠
   E. 用姬姆萨或苏木精伊红染色，可观察到天疱疮细胞

68. 提出龋病的酸原学说的学者是
   A. Gotfiieb   B. Weinn
   C. Sehatz   D. Miller
   E. Keyes

69. 牙源性钙化上皮瘤的生物学特征为
   A. 良性、无局部浸润性、牙源性上皮性肿瘤
   B. 良性、有局部浸润性、牙源性含或

不含牙源性上皮

C. 良性、有局部浸润性、牙源性上皮或间充质、伴或不伴牙齿硬组织形成

D. 良性、有局部浸润性、牙源性上皮性肿瘤

E. 良性、无局部浸润性、牙源性含或不含牙源性上皮

70. 口底-囊性肿块，切片检查囊壁衬里为鳞状上皮，囊壁结缔组织中有少量慢性炎症细胞浸润，壁外可见少量散在黏液腺泡，应诊断为

A. 黏液囊肿　　　　B. 表皮样囊肿

C. 舌下囊肿　　　　D. 淋巴水瘤

E. 皮样囊肿

71. 牙骨质与骨组织不同之处为

A. 能新生

B. 细胞位于陷窝内

C. 有增生沉积线

D. 层板状排列

E. 无神经和血管

72. 翻制耐火材料模型用

A. 印模膏　　　　B. 熟石膏

C. 琼脂印模材　　D. 藻酸盐印模材

E. 基托蜡

73. 替牙殆期在以下哪个年龄段

A. 0.5~6 岁　　　B. 6~12 岁

C. 12~18 岁　　　D. 2~12 岁

E. 18 岁以上

74. 银汞合金充填治疗后，修复部位不可咀嚼食物的时间为

A. 20 分钟　　　　B. 1 小时

C. 6 小时　　　　D. 24 小时

E. 1 周

75. 多形性腺瘤的腺管状结构为

A. 双层细胞排列，内层肌上皮细胞，外层腺管上皮细胞，腔内见嗜酸性胞质

B. 双层细胞排列，内层腺管上皮细胞，外层肌上皮细胞，腔内见嗜酸性胞质

C. 单层细胞排列，为腺管上皮细胞，腔内嗜伊红样结缔组织黏液

D. 单层细胞排列，为肌上皮细胞，腔内嗜伊红样结缔组织黏液

E. 为假复层上皮细胞，腔内嗜伊红样上皮性黏液

76. 有关鳞状细胞癌的描述，不正确的是

A. 镜下可见鳞状上皮蟹足状增生

B. 癌细胞呈团块状排列，其中心可角化称角化珠

C. 癌组织分化特征是细胞间桥存在和角蛋白产生

D. 恶性程度越高，角化珠量越多，细胞间桥越明显

E. 可经血道、淋巴道转移

77. 关于牙周炎的特异性菌群学说主要观点认为

A. 牙周炎是一种机会性感染，即菌群失调的观点

B. 牙周炎是由于宿主抵抗力降低所致

C. 不同类型的牙周病由不同的特异性细菌所致，强调菌斑细菌的质

D. 牙周炎是由非特异性的口腔菌群混合感染所致，与菌斑的量密切相关

E. 牙周炎是由非特异性的口腔群菌混合感染所致，与细菌的毒力密切相关

78. 下列属于角化不良的是

A. 角化层增厚

B. 角化层变薄

C. 基底层细胞角化

D. 透明角质颗粒明显

E. 角化细胞含细胞核

79. 在口腔疾病中发病率占首位的是

A. 牙周病　　　　B. 牙髓病

C. 根尖病   D. 龋病

E. 口腔黏膜病

80. 龈上菌斑通常为

A. 光滑面菌斑与邻面菌斑

B. 附着菌斑与非附着菌斑

C. 舌侧菌斑与颊侧菌斑

D. 光滑面菌斑与点隙裂沟菌斑

E. 点隙裂沟菌斑与根面菌斑

81. 甲冠适应证，下列哪项除外

A. 切角缺损

B. 变色牙

C. 咬合紧，殆力大

D. 过小畸形牙

E. 扭转牙

82. 牙冠上三面相交所成的角称

A. 线角   B. 点角

C. 面角   D. 嵴角

E. 夹角

83. 氨硝酸银使用于抗牙本质过敏时，在牙面涂

A. 30 秒   B. 1 分钟

C. 15 分钟   D. 2 分钟

E. 10 秒

84. 无牙颌患者下颌处于正中关系位时上下颌牙槽嵴顶间的距离称为

A. 开口度   B. 息止颌间隙

C. 垂直距离   D. 颌间距离

E. 覆殆

85. 颏孔位于什么牙的下方

A. 下颌第一双尖牙

B. 下颌第二双尖牙及第一磨牙

C. 下颌第二双尖牙或下颌第一、第二双尖牙

D. 下颌第一磨牙

E. 下颌尖牙及第一双尖牙

86. 釉牙本质界弧形的凹面

A. 与釉质生长线平行

B. 朝向牙本质

C. 朝向釉质

D. 与施雷格板平行

E. 与釉板长轴平行

87. 以下关于唇裂、腭裂的叙述，哪项是错误的

A. 外科手术整复是主要的治疗方法

B. 应采用综合序列治疗来达到功能与外形的恢复

C. 唇裂者无法形成"腭咽闭合"

D. 腭裂者术后应作语音训练

E. 颌骨继发畸形的治疗常在 16 岁以后进行

88. 颈部最大的淋巴结群为

A. 颈浅淋巴结   B. 颈深淋巴结

C. 颈前淋巴结   D. 咽后淋巴结

E. 内脏旁淋巴结

89. 颞肌的起点是

A. 颞窝及颞深筋膜深面

B. 喙突及下颌支前缘直至第三磨牙远中

C. 上下颌骨第三磨牙牙槽突的外方和翼突下颌缝

D. 下颌角内侧面及翼肌粗隆

E. 翼外板的外侧面

90. 以下哪种疾患在青春期后有自愈趋势

A. 急性化脓性腮腺炎

B. 慢性复发性腮腺炎

C. 流行性腮腺炎

D. 舍格伦综合征

E. 腮腺良性肥大

二、B 型题：以下提供若干组考题，每组考题共用在考题前列出的 A、B、C、D、E 五个备选答案。请从中选择一个与问题关系最密切的答案。某个备选答案可能被选择一次、多次或不被选择。

(91~94 题共用备选答案)

A. 腭前神经   B. 上牙槽前神经

C. 上牙槽中神经　　D. 上牙槽后神经

E. 鼻腭神经

91. 支配上颌中切牙牙髓及唇侧牙龈、黏膜、骨膜的为

92. 支配上颌双尖牙牙髓及唇侧牙龈、黏膜、骨膜的为

93. 支配上颌第三磨牙牙髓及颊侧牙龈、黏膜、骨膜的为

94. 支配上颌第一磨牙近中颊根牙髓及近中颊根相对颊侧牙龈、黏膜、骨膜的为

(95~96题共用备选答案)

A. 上皮、黏液样组织和软骨样组织

B. 表皮样细胞、中间细胞和黏液细胞

C. 肿瘤细胞常浸润神经

D. 肿瘤细胞胞浆内具有嗜碱性颗粒

E. 肿瘤细胞以浆细胞样细胞和棱形细胞为主

95. 腺泡细胞癌的组织学特点是

96. 肌上皮瘤的组织学特点是

(97~98题共用备选答案)

A. 卡方检验　　B. 构成比

C. Kappa值　　D. 显著性检验

E. 可信区间

97. 当样本均数呈正态分布或近似正态分布，可对总体均数作出范围估计是指

98. 对龋病进行龋、失、补分类所应用的指标是

(99~100题共用备选答案)

A. 针对变形链球菌的IgG和IgM抗体浓度升高

B. 根尖周组织中Th细胞和Ts细胞显著增多

C. 淋巴细胞大量增生并产生大量的IL-1

D. 靶细胞、Th细胞及吞噬细胞并大量复制合成新的病毒

E. T细胞受到刺激后致敏，转化及分化为致敏淋巴细胞，产生CD4$^+$

99. 龋病

100. 慢性根尖周炎

相关专业知识

一、**A1/A2 型题：每一道考试题下面有 A、B、C、D、E 五个备选答案。请从中选择一个最佳答案。**

1. 患者男，25 岁，4|腭侧牙尖咬裂，诉 4 年前曾经做过干髓治疗，X 线片示该牙根完好，根尖无暗影，最佳的治疗方案是
   A. 直接树脂修复腭侧牙尖
   B. 根管治疗后树脂修复腭侧牙尖
   C. 根管治疗后，烤瓷冠修复该患牙
   D. 根管治疗后，烤瓷桩冠修复该患牙
   E. 根管治疗后，金属全冠修复该患牙

2. 易折断的、尖而长的畸形中央尖的预防措施是
   A. 一次磨去中央尖后银汞合金充填
   B. 分次磨短中央尖每次磨后涂氟
   C. 一次磨去中央尖后封牙髓失活剂
   D. 麻醉下磨去中央尖后做干髓治疗
   E. 麻醉下磨去中央尖后做根管治疗

3. 患者女，18 岁，因右下后牙有洞要求充填。检查发现殆面龋。病变组织颜色较浅，易挖除，这种龋齿称为
   A. 猛性龋   B. 慢性龋
   C. 继发龋   D. 湿性龋
   E. 停止龋

4. 下列哪项不符合舌损伤的缝合要求
   A. 尽量保持舌的长度
   B. 采用小针细线缝合
   C. 距创缘稍远进针
   D. 缝得深些，多带些组织
   E. 最好加用褥式缝合

5. 患者因全口牙遇冷热敏感要求治疗。查：全口多个牙牙颈部探诊敏感，无缺损，牙龈轻度退缩，冷测敏感，去除刺激可缓解。该患者应选用哪种治疗方法
   A. 氟化物脱敏   B. 氨硝酸银脱敏
   C. 电凝法   D. 充填治疗
   E. 牙髓治疗

6. 以下关于桩冠修复中桩长度的说法不正确的是
   A. 在保证根尖封闭的情况下尽量的长
   B. 至少要等于冠长
   C. 根尖至少要保留 3 mm 充填物
   D. 必须达根长的 4/5
   E. 越长固位越好

7. 牙石的致病原理为
   A. 机械刺激牙龈   B. 引起口臭
   C. 附着大量菌斑   D. 导致颈部龋
   E. 引起色素沉积

8. 男，12 岁，上前牙牙龈肿胀，咬硬物及刷牙易出血，放松状态可见开唇露齿。血常规未见异常，最可能的局部促进因素为
   A. 内分泌   B. 上唇发育不良
   C. 刷牙方法不当   D. 抿唇习惯
   E. 口呼吸

9. 女，17 岁，上唇短，检查：上前牙唇侧牙龈边缘及牙龈边缘和龈乳头增生肥大，覆盖牙冠 1/3，质地较韧。最可能的诊断是
   A. 青少年牙周炎
   B. 急性坏死性溃疡性龈炎
   C. 牙间乳头炎
   D. 疱疹性龈口炎
   E. 增生性龈炎

10. 乳牙牙根吸收的特点中正确的是

A. 乳前牙根吸收从根尖开始

B. 乳磨牙从根分枝内侧壁开始吸收，各根吸收速度一致

C. 先天缺失恒牙时，乳牙根不发生吸收

D. 乳牙根吸收 1/2 以上其牙髓发生退行性变

E. 乳牙牙根呈横向吸收

11. 患者的 X 线片显示右侧下颌第一前磨牙根尖区的骨质破坏形成透射区，形态规则，呈圆形，直径 1 cm 左右，周界清晰，无致密白线。该患牙的诊断最有可能为

A. 急性根尖周炎　　B. 慢性根尖脓肿

C. 根尖肉芽肿　　D. 根尖囊肿

E. 颌骨骨髓炎

12. 以下哪项不是龋病的特征

A. 为常见病，多发病之一

B. 为牙体硬组织的细菌感染性疾病

C. 牙体硬组织在色形质各方面均发生变化

D. 基本变化为有机物分解和无机物脱矿

E. 能不经治疗自行修复

13. 后牙邻𬌗面洞应用

A. 侧壁固位　　B. 潜凹固位

C. 鸠尾固位　　D. 支架固位

E. 钉固位

14. 颌下腺炎常见的原因

A. 牙槽脓肿　　B. 淋巴结炎

C. 结石堵塞导管　　D. 冠周炎

E. 龋齿

15. 中龋即为

A. 牙釉质龋　　B. 牙本质浅龋

C. 牙本质深龋　　D. 牙骨质龋

E. 牙釉质龋和牙骨质龋的总称

16. 可以主要采用旋转力量拔除的牙齿是

A. 上颌切牙　　B. 下颌切牙

C. 上颌双尖牙　　D. 上颌磨牙

E. 下颌磨牙

17. 患者上前牙外伤，就诊查：1| 牙冠松动Ⅲ度，牙龈出血，叩痛（＋＋），X 线示：根折位于颈 1/3 处，剩余根长约 15 mm。该牙处理为

A. 固定

B. 拔除患牙

C. 拔除患牙冠部分，直接修复

D. 拔除患牙冠部分，根部行根管治疗

E. 直接光敏黏着修复

18. 患者女性，2 小时前外伤咬伤舌头就诊，缝合伤口时候特别注意

A. 细针细线缝合

B. 缝合时候不适宜过深过宽

C. 保持舌体宽度

D. 保持舌体厚度

E. 保持舌体长度

19. 不宜在冠周炎急性期进行的治疗是

A. 消炎　　B. 镇痛

C. 去除病因　　D. 对症处理

E. 建立引流

20. 全口义齿试戴时，发现什么问题肯定需要重做

A. 恶心　　B. 中线不对

C. 垂直距离过高　　D. 发音不清

E. 牙色不协调

21. 全口义齿戴用一段时间后，引起髁突明显后移并出现关节症状，其原因是

A. 垂直距离过低　　B. 垂直距离过高

C. 咬合力过大　　D. 咬合不平衡

E. 义齿固位不良

22. 下列哪项是 C 纤维的生理特性

A. 直径为 $2 \sim 5 \mu m$

B. 没有髓鞘

C. 末梢位于牙髓本质交界区

D. 疼痛呈尖锐，快速，可以忍受

E. 疼痛阈值低，在组织未损伤时即可

兴奋

23. 男，25岁，左上后牙烤瓷冠修复半年，近1个月来自觉刷牙出血，龈乳头呈现球状增生，质松软。最可能的诊断
    A. 增生性龈炎
    B. 药物性牙龈增生
    C. 青春期龈炎
    D. 妊娠期龈炎
    E. 青少年牙周炎

24. 设计修复体龈缘位置不需要考虑的因素是
    A. 美观要求
    B. 固位要求
    C. 牙周状况
    D. 患牙形态
    E. 修复材料的性质

25. 口干症状见于
    A. 白斑
    B. 复发性阿弗他溃疡
    C. 白色念珠菌病
    D. 球菌性口炎
    E. 扁平苔藓

26. 牙髓中的主要细胞成分是
    A. 成牙本质细胞
    B. 成纤维细胞
    C. 未分化间充质细胞
    D. 树突状细胞
    E. T淋巴细胞

27. 制作鸠尾的主要目的是
    A. 避免意外穿髓
    B. 最大限度地保留天然牙齿组织
    C. 便于恢复邻接关系
    D. 防止充填物在咀嚼过程中发生水平脱落、移位
    E. 防止充填物在咀嚼过程中发生折断

28. 龋病的二级预防是
    A. 口腔健康教育
    B. 氟化物使用
    C. 定期检查，早期诊断

D. 窝沟封闭
E. 根管治疗

29. 牙龈炎症的临床表现不包括
    A. 探诊出血
    B. 牙龈红肿肥大
    C. 龈沟液增加
    D. 龈沟深度增加
    E. 牙齿松动

30. 患者试戴全口义齿，休息时固位尚可，张口时义齿易脱位，原因是
    A. 义齿基托过短
    B. 义基托过长过厚
    C. 基托与组织面不密合
    D. 系带区缓冲过多
    E. 磨牙后垫区伸展过长

31. 临床上哪项是衡量一个牙是否为良好基牙的重要指标
    A. 牙根分叉度
    B. 牙根长度
    C. 牙周膜面积
    D. 牙根数目
    E. 牙槽骨的密度

32. 为增加银汞合金的强度，采取的主要措施是
    A. 增加锌的含量
    B. 增加汞的含量
    C. 降低充填压力
    D. 控制汞的含量
    E. 增加锡的含量

33. 下述髓腔形态的生理病理变化哪一点不正确
    A. 髓腔体积随年龄增长而不断缩小
    B. 乳牙髓腔比恒牙的相对大
    C. 青少年恒牙的髓腔比老年者大
    D. 随着磨耗，髓室顶、髓角都不断降低
    E. 外伤、龋病的刺激使髓腔缩小加快

34. 关于拔牙时力的应用，下列说法错误的是
    A. 扭转力适用于单个锥形根的牙
    B. 扭转力应按牙根纵轴方向进行
    C. 牵引力不应与摇动力及扭转力结合

使用以防损伤邻牙

    D. 摇动力适用于扁根牙或多根牙

    E. 摇动应先向阻力小的一侧进行

35. 下列何者不属于固定矫治器的优点
    A. 固位良好，支抗充足
    B. 能使多数牙移动，整体移动、转矩和扭转等移动容易
    C. 能控制矫治牙的移动方向
    D. 施力过大疼痛时，患者可自行卸下，避免损伤牙体牙周组织
    E. 体积小，较舒适

36. 患者，16岁，女性，左下后牙遇冷水痛2周，平时无不适；查左下第一恒牙咬（−）。冷测引起一过性敏感，下列诊断中哪项可除外
    A. 深龋   B. 可复性牙髓炎
    C. 龈乳头炎   D. 急性牙髓炎
    E. 慢性牙髓炎

37. 关于智齿冠周炎说法错误的是
    A. 好发于18~30岁的青年人
    B. 可有不同程度的张口受限
    C. 可伴有发热等全身症状
    D. 症状缓解后必须拔除
    E. 可继发间隙感染

38. 复发性口疮黏膜损害的临床特征是
    A. 散在的圆形或椭圆形痛性溃疡
    B. 散在的多形性溃疡
    C. 分散簇集的多数针头大小，透明小疱疹
    D. 呈白色小丘疹连成的线条或网状损害
    E. 增生性菜花状溃疡

39. 妊娠期妇女，必须进行牙拔除术者，最安全的时间是
    A. 怀孕1个月时   B. 怀孕3个月时
    C. 怀孕5个月时   D. 怀孕7个月时
    E. 怀孕9个月时

40. 患者，25岁，女性，初诊广泛牙周袋形成，平均5 mm，牙松动，无脓液，应采取的治疗为
    A. 龈上洁治术
    B. 龈上洁治术 + 龈下洁治术
    C. 切龈术
    D. 翻瓣术
    E. 抗生素治疗

41. 关于快速进展型牙周炎的发病特点，不正确的是
    A. 发病年龄为青春期至35岁之间
    B. 病损累及大多数牙
    C. 菌斑的沉积量较少
    D. 部分有青少年牙周病史
    E. 严重及快速的骨破坏

42. 患者半年来因右侧后牙咬粉痛、冷热痛要求治疗。查：$\overline{6|}$无龋，近中可疑隐裂，冷、热测引起疼痛，刺激去除后，持续数秒，叩诊（±）。右侧后牙不同程度磨损，探敏。该患者主诉牙治疗原则为
    A. 不治疗
    B. 调粉
    C. 脱敏
    D. 牙髓治疗后全冠修复
    E. 备洞充填

43. 下颌智齿冠周炎沿下颌支外侧面向后可形成
    A. 翼下颌间隙感染
    B. 咽旁间隙感染
    C. 颌下间隙感染
    D. 口底蜂窝织炎
    E. 咬肌间隙感染

44. 复发性口疮目前认为确切的病因是
    A. 细菌感染
    B. 病毒感染
    C. 营养不良
    D. 尚不清楚，为多种因素
    E. 局部刺激

45. 两侧腮腺导管开口位于
    A. 两侧正对第二磨牙牙冠相对的颊黏膜上
    B. 两侧正对上颌第二磨牙牙冠相对的颊黏膜上
    C. 两侧正对第三磨牙牙冠相对的颊黏膜上
    D. 进入口底，开口于舌下肉阜
    E. 开口于上颌第一磨牙正对的颊黏膜上

46. 与局限型侵袭性牙周炎的发生密切相关的是
    A. 伴放线放线杆菌
    B. 黏性放线菌
    C. 中间普氏菌
    D. 福赛斯拟杆菌
    E. 金黄色葡萄球菌

47. 幼儿口腔黏膜突发簇集的针头大小透明疱疹及溃疡，伴啼哭、流涎、发热，拟诊断为
    A. 口腔白色念珠菌病
    B. 疱疹型口炎
    C. 急性溃疡性坏死性龈炎
    D. 复发性口疮
    E. 单纯性疱疹

48. 华特位片常用于
    A. 下颌骨体部、升支及髁突病变
    B. 上颌骨肿瘤、炎症及颌面部外伤
    C. 下颌骨边缘性骨髓炎
    D. 颞下颌关节病变
    E. 颧弓骨折

49. 易与三叉神经痛混淆的是
    A. 急性牙髓炎
    B. 慢性牙髓炎
    C. 慢性尖周炎
    D. 牙本质敏感症
    E. 急性牙乳头炎

50. 根管治疗中牙齿的工作长度是指
    A. 开髓孔到根尖的长度
    B. 根管长度
    C. 牙长度
    D. 牙尖或切端到根尖狭窄部的长度
    E. X 线片上从牙冠到牙根的长度

51. 患者广泛型牙周炎，前牙 I ～ II 度松动，牙周袋深 4.5 mm，治疗方案为
    A. 切龈术
    B. 龈下洁治
    C. 翻瓣术
    D. 松牙固定术 + 洁治术
    E. 观察

52. 前牙 3/4 冠邻沟的主要作用是
    A. 防止冠舌向脱位
    B. 防止冠𬌗向脱位
    C. 防止冠近远中向脱位
    D. 防止冠唇向脱位
    E. 防止冠龈向脱位

53. 患者 A 区第一前磨牙 III 度松动，牙周袋溢脓，牙周袋深 7 mm，治疗方案为
    A. 拔除术
    B. 龈上洁治术 + 龈下洁治术
    C. 切龈术
    D. 翻瓣术
    E. 抗生素治疗

54. 患者上中切牙因冠折 1/4 行烤瓷冠修复，粘固 2 个月，自诉遇冷热刺激时疼痛明显，无自发痛，叩（-），最可能的原因是
    A. 咬合创伤
    B. 慢性根尖周炎
    C. 慢性牙髓炎急性发作
    D. 急性牙髓炎
    E. 慢性牙周炎

55. 关于拔牙前的准备工作，错误的是
    A. 对高血压患者术前应测血压
    B. 如为其他科转诊患者，则仅通过阅

读病历而确定牙位

    C. 术前应对术中可能出现的问题进行预测并制定对策

    D. 术前做好解释工作，保持患者情绪稳定

    E. 术前简要询问病史，了解有无拔牙禁忌证

56. 预防牙周病的基本原则不包括

    A. 服用抗生素

    B. 认真刷牙

    C. 专业的洁治术

    D. 使用漱口液

    E. 早期诊断治疗

57. 结合上皮的附着方式是

    A. 获得性膜与桥粒结构

    B. 桥粒结构

    C. 缝隙连接

    D. 直接附着

    E. 半桥粒与基板

58. 调查目标人群中某种疾病或现象在某一特定时间点内的情况，称为

    A. 纵向研究   B. 历史资料分析

    C. 横断面研究   D. 分析性研究

    E. 试验性研究

59. 牙周健康对修复体的要求不包括

    A. 牙冠外形有利于清除菌斑

    B. 冠修复尽量作龈下边缘有利于美观

    C. 修复体表面光洁

    D. 修复体生物相容性好

    E. 适当减小𬌗力

60. 关于功能性矫治器，下列说法错误的是

    A. 功能性矫治器是一种可摘矫治器

    B. 功能性矫治器不产生任何机械力

    C. 平面导板是一种简单功能性矫治器

    D. 功能性矫治器，主要用于口面肌肉功能异常所引起的功能性错𬌗畸形

    E. 矫治年龄一般在 12~18 岁

二、A3/A4 型题：以下提供若干个案例，每个案例下设若干道考题。请根据答案 所提供的信息，在每一道考题下面的 A、B、C、D、E 五个备选答案中选择一个最佳答案。

(61~64 题共用题干)

    患者，男性，52 岁，3 周前发现右下后牙龈有小包，有时口腔内觉有咸水。无其他不适，曾在外院摄 X 线片。查见右下第一前磨牙咬合面龋洞深，探无感觉，叩痛异常感，右下第一磨牙近中根尖部龈瘘，叩痛（−），牙髓活力正常。X 线片见右下第一前磨牙根尖 X 投射区不规则，边界模糊。右下第三磨牙前倾阻生，余未见异常。

61. 主诉牙应是

    A. 右下第一前磨牙

    B. 右下第二前磨牙

    C. 右下第一磨牙

    D. 右下第二磨牙

    E. 右下第三磨牙

62. 主诉牙应诊断为

    A. 根尖囊肿   B. 慢性牙髓炎

    C. 慢性牙周炎   D. 根尖肉芽肿

    E. 慢性牙槽脓肿

63. 治疗设计应为

    A. 牙周治疗   B. 干髓治疗

    C. 根管治疗   D. 塑化治疗

    E. 患牙拔除

64. 对龈瘘管可能做的处理如下，不包括

    A. 瘘管上药   B. 瘘管切除

    C. 根尖手术   D. 治疗后搔刮

    E. 治疗后观察

(65~67 题共用题干)

    患者，男性，22 岁，口腔卫生较好，牙结石量很少，牙龈炎症轻微，第一恒磨牙和上下切牙却已有深牙周袋，X 线片示第一磨牙有"弧形吸收"。

65. 该患应诊断为
    A. 成人牙周炎
    B. 青少年牙周炎
    C. 快速进展性牙周炎
    D. 青春前期牙周炎
    E. 糖尿病型牙周炎

66. 从该患龈下菌斑中可分离出阳性率约占97%的微生物是
    A. 乳杆菌
    B. 白喉杆菌
    C. 变形链球菌
    D. 伴放线放线杆菌（Aa）
    E. 酵母菌

67. 该菌的致病毒力有下列几方面，除外
    A. 产生白细胞毒素，能损伤乃至杀死人体白细胞
    B. 抑制中性多形核白细胞的趋化能力
    C. 产生内毒素
    D. 产生胶原酶，破坏结缔组织和骨的胶原纤维
    E. 产生成纤维细胞生长因子、成骨细胞激活因子等

（68～69 题共用题干）

患者，男，34 岁，进食时左颌下腺肿大 1 年，检查见左颌下腺稍肿大，无压痛。

68. 首先应选择下列哪项检查
    A. 下颌前部殆片
    B. 下颌横断殆片
    C. 下颌骨侧位片
    D. 60% 泛影葡胺颌下腺造影
    E. 40% 碘化油颌下腺造影

69. 颌下腺炎性病变造影应投照片位
    A. 侧位片及功能片
    B. 侧位片及后前位片
    C. 后前斜位片
    D. 后前位片
    E. 侧位片

（70～72 题共用题干）

患者，男性，10 岁，因前牙反殆行正畸治疗，目前戴有 Frankel 矫治器。

70. 此种矫治方法为
    A. 预防性矫治   B. 阻断性矫治
    C. 一般性矫治   D. 外科矫治
    E. 矫形矫治

71. 此种矫治器属于
    A. 功能矫治器   B. 磁力矫治器
    C. 矫形矫治器   D. 口外矫治器
    E. 固定矫治器

72. 此种矫治力的来源是
    A. 永磁材料   B. 矫治弓丝
    C. 口面部肌肉   D. 弹性橡胶圈
    E. 镍钛螺簧

（73～76 题共用题干）

患者戴用全口义齿 2 周，诉义齿易松动。

73. 复诊时最应了解的是
    A. 每天戴用时间
    B. 什么情况下松动
    C. 过去是否戴过义齿
    D. 有否偏侧咀嚼习惯
    E. 松动程度

74. 若患者大张口时义齿松动，可能的原因是
    A. 义齿边缘过度伸展
    B. 义齿排列不整齐
    C. 义齿咬合不平衡
    D. 正中关系不对
    E. 义齿磨耗

75. 若患者进食时义齿松动，可能的原因是
    A. 义齿边缘过度伸展
    B. 系带缓冲不足
    C. 垂直距离过低
    D. 表面抛光不够
    E. 义齿咬合不平衡

76. 以下哪种情况需重衬

A. 垂直距离过低

B. 义齿咬合不平衡

C. 正中关系不正确

D. 义齿边缘封闭差

E. 咬颊、咬舌

(77~78 题共用题干)

患者右下第一磨牙缺失 3 个月，要求固定修复。

77. 决定其能否固定桥修复的因素，除了

A. 邻牙牙周支持能力

B. 邻牙牙冠大小、形态

C. 缺牙区黏膜厚度

D. 咬合关系

E. 邻牙的位置

78. 舌系带矫正术的方法为

A. "Z" 形移位瓣

B. 黏膜游离移植

C. 呈三角形切除

D. 口底黏膜转瓣延长术

E. 横行切断纵行缝合

(79~82 题共用题干)

患者，女性，43 岁，风湿性心脏病史10 余年，二尖瓣狭窄，心功能 I 级。口内 $\frac{26}{26}$ 残根，I 度松动需要拔除。

79. 该患者拔牙，在有菌血症发生时，有导致以下哪种严重并发症的风险

A. 口腔上颌窦瘘

B. 颊间隙感染

C. 干槽症

D. 颌下间隙感染

E. 亚急性细菌性心内膜炎

80. 引起以上严重并发症的最重要因素之一，是以下哪种细菌菌血症

A. 金黄色葡萄球菌

B. 铜绿假单胞菌

C. 混合细菌

D. 变形链球菌

E. 甲型溶血性链球菌

81. 此类致病菌对以下哪种抗生素高度敏感

A. 甲硝唑　　　　B. 青霉素

C. 链霉素　　　　D. 庆大霉素

E. 氯霉素

82. 对于该患者最佳的治疗方案是

A. 分次拔除患牙，术前预防性使用抗生素

B. 分次拔除患牙，术后预防性使用抗生素

C. 分次拔除患牙，术前术后预防性使用抗生素

D. 一次拔除全部患牙，术前预防性使用抗生素

E. 一次拔除全部患牙，术前术后预防性使用抗生素

(83~84 题共用题干)

患者，50 岁，因鼻咽癌外院放疗结束后 2 年，来门诊就诊。检查：全口多个牙齿牙面不同程度龋，部分患牙已成残冠、残根，口内唾液较少，牙面及龈沟软垢多。

83. 该患者的诊断为

A. 急性龋　　　　B. 猖獗龋

C. 慢性龋　　　　D. 继发龋

E. 平滑面龋

84. 治疗设计有以下几项，除了

A. 设计治疗全口龋齿

B. 牙髓病变的牙齿牙髓治疗

C. 充填金属材料

D. 再矿化辅助治疗

E. 定期复查

(85~87 题共用题干)

患者，女，26 岁，因左下颌角区渐进性膨隆 5 个月余就诊。检查见面部不对称，触诊有乒乓球样感觉，临床初步诊断为左下颌骨角化囊性瘤。

85. 不出现的临床症状是

A. 舌侧膨隆明显
B. 囊肿内牙松动、移位
C. 穿刺检查为黄白色油脂样物
D. 左下颌第一磨牙缺失
E. 同侧下唇麻木

86. X 线片特征为
    A. 边缘整齐的透光影像
    B. 含牙的透光影像
    C. 不含牙的透光影像
    D. 沿下颌骨长轴发展的透光影像
    E. 囊肿边缘呈分叶状或切迹状

87. 其治疗方案一般是
    A. 行下颌骨部分切除，钛板修复
    B. 行下颌骨部分切除，髂骨修复
    C. 行下颌骨部分切除，腓骨修复
    D. 仅行下颌骨部分切除
    E. 手术刮除，骨创烧灼或冷冻处理

(88～90 题共用题干)

患者 2| 缺失，|3 根管治疗后树脂充填，要求修复。

88. 可以考虑的治疗方案，除了
    A. 321| 瓷桥修复　　B. 2| 种植牙
    C. 2| 活动义齿　　　D. 21| 单端烤瓷桥
    E. 2| 隐形义齿

89. 决定其能否固定桥修复的因素，不包括
    A. 邻牙牙周的支持能力
    B. 邻牙牙冠的大小、形态
    C. 邻牙的位置
    D. 咬合关系
    E. 缺牙区黏膜厚度

90. 如果 1| 唇向错位，错位牙作固定桥基牙的最大的障碍是
    A. 倾斜度
    B. 共同就位道的获得
    C. 牙髓损害
    D. 牙周应力集中
    E. 牙冠固位不足

三、B 型题：以下提供若干组考题，每组考题共用在考题前列出的 A、B、C、D、E 五个备选答案。请从中选择一个与问题关系最密切的答案。某个备选答案可能被选择一次、多次或不被选择。

(91～94 题共用备选答案)
    A. 麻药注入血管中
    B. 注射点过高
    C. 针尖刺入过前
    D. 针尖刺入过后
    E. 针尖刺入过深

91. 腭前神经阻滞麻醉患者恶心呕吐可能由于
92. 上牙槽神经阻滞麻醉引起血肿可能由于
93. 下牙槽神经阻滞麻醉发生面瘫可能由于
94. 下牙槽神经阻滞麻醉患者烦躁不安，多话嗜睡，循环衰竭等现象可能由于

(95～98 题共用备选答案)
    A. 充填物过高，形成早接触
    B. 未恢复接触点或形成颈部悬突
    C. 备洞过程中产热过多
    D. 继发龋伴牙髓炎
    E. 充填物压得不紧

95. 龋齿充填后远期出现激发痛和自发痛，多半是由于
96. 龋齿充填后近期出现激发痛和自发痛，多数是由于
97. 龋齿充填治疗后有咬合痛，无自发痛无激发痛，叩痛（-），多数是由于
98. 龋齿充填后出现持续性自发性钝痛，可以定位，无激发痛，咀嚼可加重疼痛

(99～100 题共用备选答案)
    A. 阵发性自发痛
    B. 冷刺激一过性痛
    C. 机械刺激痛
    D. 甜酸刺激痛
    E. 热刺激迟缓痛

下列疾病的疼痛特点
99. 可复性牙髓炎
100. 慢性闭锁性牙髓炎

专业知识

1. 铸造金属全冠肩台的宽度通常为
   A. 无肩台 　　　　 B. 0.5~0.8 mm
   C. 0.8~1.5 mm 　　 D. 1.5~2.0 mm
   E. 2.5 mm

2. 患儿，7 岁，下颌右侧第一乳磨牙远中邻𬌗面深龋，穿髓，经根管治疗后，应采取的治疗措施是
   A. 金属全冠 　　　 B. 金属嵌体
   C. 树脂嵌体 　　　 D. 牙体充填术
   E. 塑料全冠

3. 为了保证牙体预备后的抗力形，嵌体的鸠尾峡部的宽度最大不能超过牙体𬌗面的
   A. 1/2 　　　　　 B. 1/3
   C. 2/3 　　　　　 D. 3/4
   E. 4/5

4. 不属于种植义齿的上部结构的是
   A. 人工冠 　　　　 B. 基托
   C. 附着体 　　　　 D. 基桩代型
   E. 人工牙

5. 修复体的固位力与下列哪种因素无关
   A. 修复体与制备牙的密合度
   B. 接触面积
   C. 粘结剂厚度
   D. 制备牙轴面聚合度
   E. 制备牙松动度

6. 急性牙槽脓肿是指
   A. 急性根尖周炎的浆液期
   B. 急性根尖周炎的化脓期
   C. 根尖囊肿
   D. 牙周脓肿
   E. 急性牙周膜炎

7. 患者男，50 岁，$\overline{5}$ 缺失，行固定修复，检查：$\overline{4}$ 叩（－），$\overline{6}$ 叩（－），$\overline{67}$ 均近中倾斜并接触良好，$\overline{6}$ 的固定体最好设计成
   A. 嵌体
   B. 高嵌体
   C. 铸造金属全冠
   D. 金属烤瓷全冠
   E. 保留 $\overline{6}$ 远中邻面的改良 3/4 冠

8. 下列哪一项不属于嵌体的牙体预备要求
   A. 预防性扩展
   B. 线角清晰
   C. 邻面片切形
   D. 3.0~3.5 mm 洞缘斜面
   E. 洞型无倒凹

9. 开口度是指患者大张口时，上下中切牙切缘之间的距离。正常人的开口度约为
   A. 2.5~3.7 cm 　　 B. 3.7~4.5 cm
   C. 4.5~5.7 cm 　　 D. 3.5~4.7 cm
   E. 3.5~5.5 cm

10. 某患者，全口义齿初戴，发现下颌偏右后退约 4 mm，无压痛及义齿无法就位等情况，首先应考虑的处理方法是
    A. 选磨调𬌗
    B. 重新进行全口义齿修复
    C. 磨改托边缘
    D. 等待患者适应
    E. 基托重衬

11. 患者男，60 岁，$\overline{765|4567}$ 缺失，行可摘局部义齿修复，为其取的印模应为
    A. 一次性印模 　　 B. 开口式印模

C. 功能性印模　　　D. 解剖式印模

E. 闭口式印模

12. ANUG 指的是

A. 急性坏死性溃疡性龈炎

B. 青春期牙龈炎

C. 急性坏死性溃疡性牙周炎

D. 侵袭性牙周炎

E. 妊娠期龈炎

13. 患者男，30 岁，要求固定修复6|，检查：6|缺失，缺隙较小，75| 叩（－），但𬌗龈距较小。桥体与黏膜的关系应选择

A. 改良鞍式　　　　B. 盖嵴式

C. 悬空式　　　　　D. 船底式

E. 单侧接触式

14. 患者，右下后牙因龋坏严重已做根管治疗。检查：|6残根，叩诊（－），无松动。X 线片显示根充完善。该牙如要桩冠修复，牙体预备时哪项是错误

A. 在不引起根管侧穿及影响根尖

B. 颈缘不需做肩台预备

C. 去除病变组织，尽可能保存牙体组织

D. 如髓腔完整，将髓室预备成一定洞形

E. 如近远中根管方向一致，可预备成平行根管

15. 某患者，左下第二前磨牙全冠修复后，患牙逐渐颊向移位，移位的主要原因最可能是

A. 偏侧咀嚼

B. 牙冠外形恢复过大

C. 牙冠外形恢复过小

D. 咬合力过大

E. 邻牙接触区过偏舌侧

16. PFM 比色时，应首选确定

A. 色泽　　　　　　B. 明度

C. 彩度　　　　　　D. 个性特征

E. 半透明区的分布情况

17. 患者女，80 岁，上颌8~1|1~8 缺失，下颌为天然牙列，2 个月前某医生为其制作上颌全口义齿，近期出现上颌全口义齿沿腭中线折裂，其最可能原因是

A. 𬌗力过大

B. 前伸𬌗不平衡

C. 侧方𬌗不平衡

D. 横𬌗曲线不正确

E. 纵𬌗曲线不正确

18. 患者男，62 岁，双侧下后牙缺失，可摘局部义齿初戴后 4 天，咀嚼食物时义齿有转动现象，以下原因中最不可能的是

A. 义齿与基牙间存在支点

B. 基托不密合

C. 间接固位体过多

D. 人工牙排列不当

E. 卡环设计不当

19. 患者男，30 岁，要求固定修复5|，检查5|缺失，|4残根，叩（＋），|6牙体缺损，叩（－），余牙无异常，临床上最有效，最常用的辅助检查是

A. 制取研究模型　　B. 肌电图检查

C. 𬌗力检测　　　　D. X 线平片

E. 牙髓活力检测

20. 患者，男性，56 岁，因上颌骨肿瘤拟行右上颌骨部分切除术，在外科手术前，修复医生应做的工作是

A. 取印模

B. 记录关系

C. 调𬌗

D. 摄正侧位 X 线片

E. 检查记录张口度

21. 龋齿脱矿的部位最早表现在

A. 釉质表层

B. 釉质表层下

C. 釉质深层

D. 釉牙本质界

E. 釉牙骨质界

22. 变形链球菌致龋过程中所涉及的最重要的物质是
    A. 葡萄糖基转移酶   B. 葡萄糖
    C. 果糖   D. 蛋白质
    E. 蔗糖

23. 下列哪项不是控制下颌运动的因素
    A. 右颞下颌关节
    B. 左颞下颌关节
    C. 牙齿的咬合接触关系
    D. 神经、肌肉
    E. 血管、淋巴

24. 患者，男性，23岁，外伤致右上切牙牙冠中1/3斜折，露髓，应采取的最佳治疗方案是
    A. 保髓治疗后，牙本质螺纹钉+树脂修复
    B. 根管治疗后，树脂核+烤瓷全冠修复
    C. 根管治疗后，非金属全冠修复
    D. 根管治疗后，3/4冠修复
    E. 根管治疗后，嵌体修复

25. 某男，70岁，全口义齿修复3年，诉：近期全口义齿固位不良，其最可能原因是
    A. 基托覆盖面积过小
    B. 人工牙有早接触点
    C. 人工牙的横𬌗曲线不正确
    D. 人工牙的纵𬌗曲线不正确
    E. 患者的牙槽嵴吸收，造成基托的组织面与黏膜不密贴

26. 全口义齿排牙前检查，哪项标志与排牙无关
    A. 唇高线   B. 唇低线
    C. 面部正中线   D. 口角线
    E. 上下唇系线

27. RPD中运用最广泛的冠外固位体是
    A. 卡环   B. 3/4冠

C. 套筒冠   D. 精密附着体
E. 半精密附着体

28. 苯妥英钠所致的牙龈增生，应与下列疾病区别，除了
    A. 白血病牙龈增生   B. 青春期龈炎
    C. 牙龈纤维瘤病   D. 牙间乳头炎
    E. 增生性龈炎

29. 全口义齿基托组织面应适当缓冲的区域不包括
    A. 上颌硬区   B. 下颌隆突
    C. 下颌舌骨嵴   D. 切牙乳头
    E. 腭皱

30. 用复合树脂修复的窝洞预备洞斜面的目的是
    A. 提高抗力性
    B. 去除悬釉
    C. 增加树脂的聚合收缩
    D. 减小树脂的聚合收缩
    E. 增加粘结面积

31. 以下不属于部分冠修复体的是
    A. 贴面   B. 开面冠
    C. 3/4冠   D. 7/8冠
    E. 桩核

32. 患者，女，44岁，右下第一磨牙金属全冠修复后4个月，患牙出现酸甜刺激痛，X线检查未见异常，以下原因不可能的是
    A. 创伤性咬合   B. 继发龋
    C. 牙龈退缩   D. 修复体松动
    E. 黏接剂溶解

33. 固定桥的固位体首选
    A. 全冠   B. 3/4冠
    C. 桩冠   D. 开面冠
    E. 嵌体

34. 患者女，28岁，6̄缺失，要求固定修

复。口腔检查：拔牙创愈合良好，$\overline{75|}$ 探（－），叩（－），$\overline{|5}$ 远中倾斜，$|7$ 近中倾斜，固定桥修复的难点是

A. 桥体设计

B. 获得共同就位道

C. 恢复咬合关系

D. 基牙选择

E. 接触点的恢复

35. 对于根折的处理，错误的是

A. 首先应促进其自然愈合

B. 根折越靠近根尖其预后越好

C. 根尖 1/3 折断多需先做根管治疗

D. 根中 1/3 折断可用夹板固定

E. 调𬌗

36. 患者女，10 岁因外伤造成 $1|1$ 冠折，髓室暴露，叩（＋），余无异常，X 线片显示根尖尚未完全形成，最佳处理方法是

A. 拔除患牙后，固定义齿修复

B. 拔除患牙后，种植义齿修复

C. 拔除患牙后，可摘局部义齿修复

D. 根管充填后，可摘局部义齿修复

E. 根管充填后，暂时性桩冠修复

37. 患者，男性，60 岁，全口义齿初戴后 3 天，出现上颌右侧翼上颌切迹处黏膜溃疡，为缓解和消除该症状，应采取的措施是

A. 修整上颌结节

B. 磨短左侧翼上颌切迹处的基托

C. 磨薄左侧翼上颌切迹处的基托

D. 延长右侧翼上颌切迹处的基托

E. 磨短右侧翼上颌切迹处的基托

38. 80 岁，女性，牙列缺失，行全口义齿修复，其下颌牙槽嵴严重萎缩，为其下颌取的印模，最好为

A. 解剖式印模

B. 一次性印模

C. 黏膜静止式印模

D. 黏膜运动式印模

E. 闭口式印模

39. 对于可摘局部义齿基托的要求，不正确的是

A. 基托磨光面外形应为凹斜面

B. 下颌基托后缘应盖过磨牙后垫的 1/3 ~ 1/2

C. 基托应与天然牙非倒凹区接触密合无压力

D. 上颌基托应覆盖双侧的上颌结节

E. 上颌腭侧基托边缘应圆钝，略厚，以防基托下沉，刺激软腭

40. 患者男，17 岁，$\overline{|6}$ 缺失，检查：$\overline{|6}$ 拔牙创愈合良好，$\overline{|457}$ 探（－），叩（－），但𬌗龈距 4 ~ 5 mm，余（－）。其修复设计最好为

A. $\overline{|567}$ 烤瓷固定桥

B. $\overline{|567}$ 铸造金属固定桥

C. $\overline{|4567}$ 烤瓷固定桥

D. $\overline{|57}$ 三臂卡环加支托，可摘局部义齿

E. 缺隙区用铸造金属牙面，三臂卡环加𬌗支托，$\overline{|4}$ 隙卡

41. 患者女，63 岁，全口义齿初戴后 4 天，进食时易咬到右侧颊黏膜，最可能的原因是

A. 左侧人工牙排列位置不当

B. 印模不准确

C. 垂直距离过大

D. 垂直距离过小

E. 右侧上颌结节和磨牙后垫处基托过厚

42. 患者男，41 岁，右下第二磨牙缺失，第三磨牙前倾阻生，冠长 3 mm，无松动，右下第一前磨牙、第一磨牙牙体长轴正常，牙体牙髓及牙周未见明显异常，以下处理措施最不恰当的是

A. 种植义齿

B. 右下 567 单端固定桥

C. 右下 678 双端固定桥

D. 塑料基托可摘局部义齿

E. 铸造基托可摘局部义齿

43. 义齿间隙指的是
 A. 主承托区　　　B. 副承托区
 C. 缓冲区　　　　D. 边缘封闭区
 E. 中性区

44. 备牙时如果出现了局部意外小穿髓，正确的处理措施是
 A. 立即根管治疗
 B. 马上暂冠修复
 C. 取模继续修复治疗
 D. 氢氧化钙直接盖髓治疗
 E. 丁香油安抚治疗

45. 患者女，64 岁，全口义齿初戴后 3 天，张口、说话时上颌义齿易脱位，但口腔处于休息时，义齿固位尚可，以下最不可能的原因是
 A. 基托边缘过长
 B. 人工牙排列位置不当
 C. 义齿磨光面外形不佳
 D. 印模不准确
 E. 颊系带处基托缓冲不足

46. 某患者，6 缺失半年余，要求固定修复，决定其能否固定桥恢复的因素不包括
 A. 邻牙牙冠大小、形态
 B. 缺牙区黏膜厚度
 C. 咬合关系
 D. 邻牙牙周支持功能
 E. 邻牙的位置

47. 患者因左下后牙有龋洞，要求治疗。检查：左下第一磨牙近中邻𬌗深龋洞，探敏感，无叩痛，冷诊一过性敏感，该牙诊断为深龋。处理为
 A. 银汞合金充填
 B. 聚羧酸锌水门汀充填

C. 聚羧酸锌水门汀垫底、银汞合金充填

D. 玻璃离子水门汀充填

E. 牙髓治疗

48. 某患者，右下第二前磨牙缺失，要求可摘局部义齿修复，𬌗龈距 3 mm，以下最适宜的设计是
 A. 𬌗垫式义齿
 B. 双牙列义齿
 C. 金属𬌗面牙义齿
 D. 黏膜支持式义齿
 E. 硬质塑料牙和塑料基托义齿

49. 患者，男，73 岁，双侧上颌第二前磨牙、第一、二、三磨牙、右侧下颌第一、二、三磨牙、左侧下颌第一、二磨牙缺失，余牙正常。医生设计双侧上颌第一前磨牙、右侧下颌第二前磨牙 RPI 卡环，左侧下颌第三磨牙圈形卡环，双侧下颌第一前磨牙隙卡，上颌钴铬合金铸造腭板连接，修复技师在制作支架时，RPI 卡环的邻面板的最佳宽度
 A. 是基牙颊舌径宽度的 1/2
 B. 大于基牙颊舌径宽度的 2/3
 C. 与基牙颊舌径宽度相等
 D. 是基牙颊舌径宽度的 1/3
 E. 是基牙颊舌径宽度的 1/5

50. 患者女，61 岁，上颌双侧磨牙缺失，双侧第一、第二前磨牙无松动，牙体牙髓及牙周未见明显异常，缺牙区牙槽嵴较宽大，黏膜未见异常。从保护基牙的角度，在第二前磨牙上，以下最适宜采用的设计是
 A. RPA 卡环组　　　B. 远中𬌗支托
 C. 隙卡　　　　　　D. 对半卡环
 E. 套筒冠固位

51. 患者男，60 岁，因上颌骨肿瘤需切除上颌骨，要制作延迟外科阻塞器的最佳时期是

A. 术后 1~2 天　　B. 术后 6~10 天
C. 术后 1 周　　　D. 术后 3~6 个月
E. 术后 1 年

52. 患者，男性，30 岁，近半年来经常有冷热激发痛或隐痛史，检查发现 6̲ 近中𬌗深龋，治疗时不慎意外穿髓，穿髓孔如钻针大小。该患者应如何处理
　　A. 氢氧化钙制剂直接盖髓，羧酸水门汀垫底，银汞合金充填
　　B. 氢氧化钙制剂直接盖髓，玻璃离子水门汀充填
　　C. 氢氧化钙制剂直接充填，氧化锌丁香油糊剂安抚
　　D. 活髓切断术
　　E. 根管治疗术

53. 患者，男性，42 岁，4̲ 残根需拔除，X 线片显示其腭侧根与上颌窦底影像重叠，判断牙根是否位于上颌窦内的征象为
　　A. 根尖周是否密度减低
　　B. 牙周膜与骨硬板是否连续
　　C. 上颌窦底是否突入牙根之间
　　D. 上颌窦是否过大
　　E. 垂直角度是否过大

54. 影响全口义齿稳定的因素不包括
　　A. 人工牙排列
　　B. 颌位关系
　　C. 唾液分泌量
　　D. 基托表面形态
　　E. 牙尖斜度

55. 治疗失血性休克的根本措施为
　　A. 安静　　　　B. 止血
　　C. 镇痛　　　　D. 升血压药物
　　E. 补充血容量

56. 女性，30 岁，右上切牙缺失，右上侧切牙近中倾斜 45°，左上切牙向近中移位，切牙中线与面中线偏移，以下措施最适宜的是
　　A. 种植义齿
　　B. 双端烤瓷全冠固定桥
　　C. 3/4 冠固定桥
　　D. 正畸后修复
　　E. 可摘局部义齿

57. PFM 制作过程中，对金属基底表面喷砂处理，形成凹凸不平的表面，其目的是
　　A. 增加物理结合力
　　B. 增加化学结合力
　　C. 增加机械结合力
　　D. 增加压缩力
　　E. 增加黏结力

58. 一患者右耳前刀砍伤缝合后，局部肿大，穿刺有清亮液体，最可能的原因是
　　A. 组织活动出血
　　B. 淋巴管损伤
　　C. 腮腺腺体或导管损伤
　　D. 脑脊液漏
　　E. 与口腔相通

59. 患者女，25 岁，因颞下颌关节紊乱就诊，在对其进行调𬌗时，不正确的是
　　A. 调𬌗应在疼痛得到缓解后进行
　　B. 使力趋于轴向
　　C. 侧向运动时，平衡侧无接触
　　D. 前伸运动时，后牙无接触
　　E. 可以磨除工作牙尖高度，降低咬合垂直距离

60. 大气压力的产生与哪项关系最密切
　　A. 基托面积大小
　　B. 牙槽嵴高低
　　C. 边缘封闭好坏
　　D. 后堤区宽窄
　　E. 黏膜厚薄

二、A3/A4 型题：以下提供若干个案例，每个案例下设若干道考题。请根据答案所提供的信息，在每一道考题下面的 A、B、C、D、E 五个备选答案中选择一个最佳答案。

（61～62 题共用题干）

患者男，37 岁，<u>65</u> 缺失，其余牙无松动，可摘局部义齿修复。

61. 如果采用单侧设计，常出现的义齿不稳定现象是
    A. 翘动　　　　　　B. 旋转
    C. 摆动　　　　　　D. 下沉
    E. 摆动、下沉

62. 为防止或对抗上述的不稳定现象而采取以下措施，不恰当的是
    A. 增加间接固位体
    B. 消除支点
    C. 减小人工牙的颊舌径
    D. 加宽𬌗支托的宽度
    E. 利用基托的制锁作用

（63～65 题共用题干）

患者女，21 岁，外伤导致 <u>1|12</u> 冠折，露髓，<u>1|</u> 折断面至龈下 2.5 mm，X 线片显示，<u>1|</u> 折断面在牙槽骨下 1 mm，根长 14 mm，<u>2|</u> 则断面平齐龈缘，根长 11 mm，<u>1|</u> 松动Ⅱ度，<u>2|</u> 无松动。

63. 初诊后首选的治疗步骤是
    A. 拔除 <u>1|</u>
    B. 拔除 <u>12|</u>
    C. <u>1|12</u> 根管治疗
    D. <u>2|</u> 根管桩＋树脂核＋烤瓷冠修复
    E. A＋D

64. 以下处理措施中，正确的是
    A. 患牙根管治疗后观察一段时间再修复
    B. 立即桩冠修复
    C. 立即采用覆盖义齿修复
    D. 因患牙松动，<u>2|</u> 牙根短，拔牙后可摘或固定局部义齿修复
    E. 立即全冠修复

65. <u>12|</u> 最适宜的修复方法是
    A. 拔除后可摘局部义齿修复
    B. 覆盖义齿修复
    C. 根管钉＋光固化树脂修复
    D. 桩核联冠修复
    E. 拔除后固定义齿修复

（66～68 题共用题干）

患者女，15 岁，2 小时前因外伤折断 <u>12|</u> 牙冠 2/3。检查：<u>12|</u> 牙根不松动，探（＋），叩（＋），X 线片示根尖周组织无异常。

66. 对 <u>12|</u> 正确的处理是
    A. 根管治疗
    B. 直接桩冠修复
    C. 将其拔除
    D. 直接盖髓术
    E. 磨改后，暂时覆盖义齿修复

67. <u>1|</u> 已根管治疗，何时修复最佳
    A. 根管治疗完成后，即可修复
    B. 1 天后方可修复
    C. 3 天后方可修复
    D. 1 周后方可修复
    E. 1 个月后方可修复

68. 修复时，最佳方案为
    A. 暂时不修复，18 岁以后再行修复
    B. 覆盖义齿修复
    C. 烤瓷桩核冠永久修复
    D. 临时性桩冠修复，18 岁后再行永久性修复
    E. 过渡性修复材料可使用氧化锌类

（69～72 题共用题干）

患者男，50 岁，<u>3|</u> 缺失，5 年前曾在诊所行 <u>34|</u> 单端固定桥修复，现诉：<u>4|</u> 松动疼痛。<u>4|</u> 锤造开面冠，作为单端固定桥的固位体。开面冠边缘与 <u>4|</u> 颈缘有间隙，<u>34|</u> 牙龈区红肿，探诊易出血。<u>4|</u> Ⅰ～Ⅱ度松动，叩（＋）。

69. <u>4|</u> 松动的主要原因为

A. 制作不当

B. 设计不当

C. 固位体与基牙不密合

D. |34 牙龈炎的表现

E. |4 牙髓炎的表现

70. 对该患者的正确处理是

  A. 局部上药后，观察

  B. 全身用药后，观察

  C. 拆除固定桥，对|4 进行治疗

  D. |4 𬌗面开髓，对其进行治疗

  E. 暂不处理

71. 拆除固定桥后，发现|4 近中邻面龋坏，探（+），造成龋坏的主要原因是

  A. 不良的口腔卫生习惯

  B. 固位体与基牙不密合

  C. 桥堤与黏膜不密合

  D. 可能患者食糖过多

  E. 咬合创伤

72. 若|4 经治疗后，Ⅰ度松动。最佳固定义齿修复方案是

  A. |234 固定桥

  B. |1234 固定桥

  C. |123 单端固定桥

  D. |12345 固定桥

  E. |234 单端固定桥

（73～75 题共用题干）

患者，女，28 岁，全口重度四环素牙，要求上下前牙烤瓷冠修复。X 线片显示上下前牙牙周均无明显异常。

73. 为明确下一步的治疗计划，口腔检查中应了解的情况是

  A. 牙龈状况   B. 关节状况

  C. 咬合状况   D. 牙髓活力

  E. 以上都是

74. 根据保护牙体牙髓组织健康的原则，牙体预备后应该

  A. 硅橡胶取模   B. 口服消炎药

C. 戴暂时冠   D. 收缩牙龈

E. 牙周上药

75. 根据保护牙髓组织健康的原则，烤瓷熔附金属全冠的永久黏固最好用

  A. 磷酸锌水门汀   B. 聚羧酸水门汀

  C. 丁香油水门汀   D. 化学固化树脂

  E. 光固化树脂

（76～77 题共用题干）

患者女，46 岁，患者慢性牙周炎右上第一磨牙基础治疗后仍有 6 mm 的牙周袋，探诊后出血。

76. 对该患牙进一步治疗的最佳手段为

  A. 药物冲洗   B. 药物含漱

  C. 洁治   D. 夹板固定

  E. 牙周手术

77. 若该患者伴有糖尿病，治疗时还应注意

  A. 口服抗生素

  B. 同时做牙髓治疗

  C. 停止服降糖药物

  D. 控制血压

  E. 降低免疫功能

（78～81 题共用题干）

患者男，35 岁，因右上后牙肿痛 3 天来就诊。查右上第一磨牙远中颈部龋深及牙髓，无深痛，Ⅲ度松动，叩（+++），牙龈红肿，扪痛。有波动感，右面颊部轻度水肿，体温 38 ℃。

78. 该患者的诊断最可能为

  A. 慢性根尖脓肿

  B. 急性牙槽脓肿

  C. 急性蜂窝织炎

  D. 急性化脓性牙髓炎

  E. 急性颌骨骨髓炎

79. 引发该病的细菌多为

  A. 金黄色葡萄球菌

  B. 混合厌氧菌

  C. 变形链球菌

D. 链球菌

E. 大肠埃希菌

80. 该疾病的并发症可能是

A. 颌面部间隙感染

B. 败血症

C. 急性蜂窝织炎

D. 急性骨髓炎

E. 以上皆是

81. 第一次就诊时的处理为

A. 开髓开放、切开引流、消炎止痛

B. 开髓开放、切开引流

C. 拔牙、消炎止痛

D. 开髓开放、消炎止痛

E. 切开引流、消炎止痛

(82~84 题共用题干)

患者 1 年来口腔黏膜反复起疱、破溃，此起彼伏，伴有疼痛。检查发现：口腔黏膜广泛云雾状水肿，有多处鲜红糜烂面，周围有灰白色疱膜，撕取疱膜时可同时揭去周围正常黏膜。

82. 若探针可探入糜烂周围黏膜下，称为

A. 针刺反应　　　B. 棘层松解现象

C. 刺激试验　　　D. 西墨试验

E. 雷诺现象

83. 患者还可以有以下症状，除了

A. 出现皮损　　　B. 吞咽困难

C. 淋巴结肿大　　D. 指甲纵嵴

E. 唾液增多

84. 可以用下列方法进一步检查，除了

A. 甲苯氨蓝染色

B. 活检

C. 脱落细胞涂片

D. 间接免疫荧光检查

E. 查血清抗核抗体

(85~87 题共用题干)

患者，男性，58 岁，下唇糜烂半年不愈。临床检查见下唇唇红部有 1 cm×2 cm

红色萎缩斑，中央微凹陷，边缘隆起有放射状白色角化条纹。口腔内未见它处病损。

85. 如果患者同时患皮疹，常见部位是

A. 前胸　　　　　B. 腰背

C. 四肢　　　　　D. 头面部

E. 躯干

86. 以下是应对患者所做的进一步检查，除了

A. 过敏试验　　　B. 组织病理检查

C. 免疫病理检查　D. 皮肤病损检查

E. 血清抗核抗体

87. 下列哪项不是该病的病理表现

A. 出现上皮角栓

B. 棘层变薄

C. 固有层淋巴细胞带状浸润

D. 胶原纤维变性

E. 出现胶样小体

(88~90 题共用题干)

患儿，4 岁，10 天前出现感冒发热伴声音嘶哑，经肌注抗生素治疗，症状稍缓解，2 天前，体温再次上升，无声嘶，但出现右侧颌下肿大疼痛。检查：右侧下颌下淋巴结肿大、压痛，质地中等偏硬，肿胀范围约 2 cm×3 cm，周界不清，患儿体温 40 ℃，白细胞总数 13.2×10⁹/L，分类中性粒细胞 90%。

88. 该患者最有可能的诊断为

A. 右下颌下腺化脓性炎症

B. 右下颌下间隙感染

C. 右下颌下淋巴结化脓性炎症

D. 右下颌下腺囊肿继发感染

E. 右下颌下腺肿瘤继发感染

89. 该患儿可能的病因为

A. 右下颌下腺炎　B. 右舌下腺炎

C. 上呼吸道感染　D. 牙齿疾病

E. 右下颌下淋巴结炎

90. 该疾病应与下列哪一疾病相鉴别

A. 淋巴结结核

B. 右下颌下淋巴结肿瘤

C. 右下颌下淋巴结炎

D. 右颊间隙感染

E. 川崎病

三、B 型题：以下提供若干组考题，每组考题共用在考题前列出的 **A、B、C、D、E** 五个备选答案。请从中选择一个与问题关系最密切的答案。某个备选答案可能被选择一次、多次或不被选择。

(91～94 题共用备选答案)

A. 颌间距离　　　B. 垂直距离

C. 息止颌间隙　　D. 息止颌位

E. 正中颌位

91. 上下牙列最广泛接触时，下颌所处的位置为

92. 下颌处于安静状态时，上下牙列之间的距离称

93. 上下牙列不接触，下颌处于安静状态时的位置称为

94. 下颌处于正中殆位时，上下牙槽嵴顶之间的距离称为

(95～97 题共用备选答案)

A. 地塞米松　　　B. 阿司匹林

C. 青霉素　　　　D. 红霉素

E. 替硝唑

95. 埋伏阻生牙拔除后为减轻术后水肿，在使用抗生素的同时，还可使用

96. 风湿性心脏病患者拔牙，预防细菌性心内膜炎的首选药物是

97. 以上哪种药物长期服用后可造成拔牙后出血增加

(98～100 题共用备选答案)

A. 磨牙后垫

B. 上下颌牙槽嵴顶

C. 切牙乳突

D. 上下颌牙槽嵴舌腭侧

E. 黏液腺导管口

98. 属于主承托区的是

99. 属于副承托区的是

100. 属于缓冲区的是

专业实践能力

（1～5 题共用题干）

患者，男，4 岁半，全牙列反𬌗，父亲是反𬌗面型。上前牙唇倾度正常，下前牙直立，反覆盖 5 mm，反覆𬌗浅。

1. 该患者反𬌗形成的可能机制是
    A. 遗传
    B. 上颌骨发育不足
    C. 下颌骨发育过度
    D. 上颌骨发育不足，下颌骨发育过度
    E. 功能性前牙反𬌗

2. 该患者治疗的最佳选择是
    A. 上颌𬌗垫加双曲舌簧
    B. 下颌颏兜
    C. 下前牙连冠斜面导板
    D. 上颌前牵引
    E. 功能矫治器

3. 该患者的治疗时间可能为
    A. 2～3 个月   B. 4～6 个月
    C. 8～10 个月   D. 12 个月
    E. 15 个月

4. 通常该患者复诊时间间隔
    A. 3 天   B. 5 天
    C. 7 天   D. 15 天
    E. 30 天

5. 治疗结束后保持的方法为
    A. Hawley 式保持器
    B. 功能矫治保持
    C. 固定保持

    D. 不需戴保持器
    E. 替牙后可能需再次治疗

（6～8 题共用题干）

患者，女，27 岁，上前牙牙龈反复出现瘘管 1 年，经多次搔刮及烧灼瘘管无明显好转。查体见 1| 烤瓷全冠修复，唇侧龈可见针尖大小脓点，略红肿，X 线片显示根管内冠 1/3 铸造桩影像，根尖 3 mm 欠充填，根尖区见阴影。

6. 引起根尖炎症的优势细菌为
    A. 变形链球菌   B. 乳酸杆菌
    C. 牙龈卟啉单胞菌   D. 放线菌
    E. 血链球菌

7. 该患者应考虑的治疗方法为
    A. 拔除患牙
    B. 去除桩冠，根管再治疗
    C. 瘘管冲洗
    D. 根尖手术
    E. 密切观察即可

8. 进行以上治疗前或治疗过程中应注意
    A. 查血常规及凝血功能
    B. 小心取出根桩避免根管侧穿孔
    C. 注意保护正常黏膜
    D. 全身应用抗生素
    E. 扩大瘘口便于排脓

（9～12 题共用题干）

女性，32 岁，因口腔黏膜上有白色覆盖物 3 个月就诊。检查：咽部和软腭可见白色的假膜，可擦去，留下红色基底。自诉半年前因车祸有过输血，近 3 个月来经常发烧和腹泻，体重明显减少。

9. 根据患者的临床表现和病史，应考虑的诊断是

31

A. 艾滋病

B. 球菌性口炎

C. 慢性红斑型念珠菌性口炎

D. 淋病

E. 梅毒性口炎

10. 实验室检查发现假膜内最可能出现的微生物是

   A. 念珠菌   B. 苍白螺旋体

   C. 人乳头瘤病毒 D. 变形链球菌

   E. 白喉杆菌

11. 此患者结合以下哪一项检查可确诊

   A. 人类免疫缺陷病毒抗体检测

   B. 血常规检查

   C. 细菌培养

   D. 真菌培养

   E. 梅毒血清学检测阳性

12. 下列哪一项不是该病的口腔表征

   A. Kaposi 肉瘤   B. 毛状白斑

   C. 鹅口疮   D. 苔藓样反应

   E. 口腔疱疹

(13~16 题共用题干)

如 $\overline{8765|5678}$ 缺失，余留牙正常，口底至舌侧龈缘的距离为 10 mm。设计铸造支架义齿，$\overline{4|4}$ 采用 RPI 卡环组。

13. $\overline{4|4}$ 基牙预备时应备出

   A. 近中𬌗支托凹、远中𬌗支托凹

   B. 近中𬌗支托凹、舌侧𬌗平面

   C. 近中𬌗支托凹、远中𬌗平面

   D. 近中𬌗支托凹、颊侧𬌗平面

   E. 远中𬌗支托凹、远中𬌗平面

14. RPI 卡环的 I 杆一般止于

   A. 舌面稍偏近中   B. 舌面稍偏远中

   C. 远中面   D. 颊面稍偏远中

   E. 颊面稍偏近中

15. 如果用 RPA 卡环组代替 RPI 卡环组基牙颊侧因环形卡环臂的坚硬部分应位于

   A. 颊侧近中，观测线上方的非倒凹区

   B. 颊侧近中，观测线下方的倒凹区

   C. 颊侧远中，观测线上方的非倒凹区

   D. 颊侧远中，观测线上缘

   E. 颊侧远中，观测线上方的倒凹区

16. 如果大连接体采用舌杆，间接固位体可选

   A. $\overline{3|3}$ 舌支托

   B. 切支托

   C. $\overline{3|3}$ 附加卡环

   D. 前牙舌隆突上的连续卡环

   E. 颊杆

(17~26 题共用题干)

患者，女，13 岁，凸面型，鼻唇角正常，面下 1/3 稍短，颏唇沟深。前牙Ⅲ度深覆𬌗，覆盖 5 mm，磨牙远中尖对尖关系，上颌拥挤 6 mm，下颌拥挤 6.5 mm。

17. 为明确诊断，需进一步了解

   A. ANB 的大小

   B. 上下颌骨的发育状况

   C. 前牙槽垂直高度

   D. 后牙槽垂直高度

   E. 所给资料足够确定诊断

18. 该患者可能的诊断为

   A. 安氏一类错𬌗，牙列拥挤

   B. 安氏二类错𬌗，下颌后下旋转

   C. 安氏二类错𬌗，水平生长型

   D. 安氏三类错𬌗，牙列拥挤

   E. 以上都不是

19. 该患者制定治疗计划需进一步了解的内容重要性最低的是

   A. 上下前牙唇倾度

   B. 上下颌骨的长度

   C. 第三磨牙的牙胚存在与否

   D. Bolton 指数

   E. Spee 曲线的曲度

20. 若该患者资料显示允许上下前牙唇倾，治疗计划可能为

A. 不拔牙矫治

B. 拔除两个上颌第一双尖牙

C. 拔除双侧上颌第一双尖牙和下颌第一双尖牙

D. 拔除双侧上颌第一双尖牙和双侧下颌第二双尖牙

E. 拔除双侧下颌第二双尖牙

21. 若该患者资料显示不允许上下前牙唇倾，治疗计划可能为

A. 不拔牙矫治

B. 拔除 2 个上颌第一双尖牙

C. 拔除双侧上颌第一双尖牙和下颌第一双尖牙

D. 拔除双侧上颌第一双尖牙和双侧下颌第二双尖牙

E. 拔除双侧下颌第二双尖牙

22. 若该患者资料显示不允许上前牙唇倾允许下前牙唇倾，治疗计划可能为

A. 不拔牙矫治

B. 拔除 2 个上颌第一双尖牙

C. 拔除双侧上颌第一双尖牙和下颌第一双尖牙

D. 拔除双侧上颌第一双尖牙和双侧下颌第二双尖牙

E. 拔除双侧下颌第二双尖牙

23. 若治疗计划是拔除 2 个上颌第一双尖牙，治疗结束后磨牙关系应为

A. 中性关系

B. 尖对尖远中关系

C. 完全远中关系

D. 近中关系

E. 轻度远中关系

24. 若治疗计划是拔除 2 个上颌第一双尖牙和双侧下颌第二双尖牙，Bolton 比率正常，治疗结束后磨牙关系应为

A. 中性关系

B. 尖对尖远中关系

C. 完全远中关系

D. 近中关系

E. 轻度远中关系

25. 若治疗计划是不拔牙，Bolton 比率较大，治疗结束后磨牙关系应为

A. 中性关系

B. 尖对尖远中关系

C. 完全远中关系

D. 近中关系

E. 轻度远中关系

26. 若该患者的前牙 Bolton 比率较小，治疗结束后磨牙呈中性关系，双侧的尖牙关系可能为

A. 中性关系

B. 尖对尖远中关系

C. 完全远中关系

D. 近中关系

E. 轻度远中关系

(27 ~ 32 题共用题干)

牙防指导组派出一专家小组到某氟牙症流行地区调查流行状况及其影响因素。根据研究计划，他们进行了以下工作。

27. 调查中采用了 WHO 的标准指数是

A. 四环素牙鉴别指数

B. 釉质发育不全指数

C. 错𬌗分类指数

D. 地区氟牙症指数

E. 龋失补指数

28. 饮水氟含量适宜浓度为

A. 0.2 ~ 0.6 ppmF　　B. 0.7 ~ 1.0 ppmF

C. 1.0 ~ 1.5 ppmF　　D. 1.5 ~ 2.0 ppmF

E. 2 ~ 2.5 ppmF

29. 检查中专家发现龋齿患病状况为 12 岁龋均 1.0，按 WHO 标准属于

A. 很低　　　　　　B. 低

C. 中　　　　　　　D. 高

E. 很高

30. 在牙防所局部用氟预防龋齿研讨会上，

专业人员就各种措施和方法进行探讨，含氟牙膏的儿童用量为

A. 和成人一样

B. 不能使用

C. 黄豆粒大小的量

D. 农村用量要小

E. 比成人用量多

31. 学龄前儿童用含氟牙膏刷牙应该

A. 用含氟化钠的牙膏

B. 用量要多些

C. 用 MFP 的牙膏更好

D. 监督指导下刷牙

E. 不要用水漱口

32. 使用含氟牙膏的同时要

A. 每天早晚刷牙

B. 定期更换牙膏

C. 只刷唇侧牙面

D. 只在晚间应用

E. 无龋可以不用

(33～35 题共用题干)

患者，男性，22 岁，因右侧后牙隐痛不适 4 天，右侧面部肿胀 2 天求诊。查体：右侧下颌角处肿胀明显，局部压痛，皮温升高，波动感不显，牙关紧闭，口内右下颌第三磨牙初萌牙尖，牙冠大部分被牙龈覆盖，龈瓣充血水肿，龈瓣下有脓液溢出。

33. 该患者最有可能的诊断为

A. 右下颌第三磨牙冠周炎

B. 右下颌肿瘤继发感染

C. 右下颌边缘性骨髓炎

D. 右下颌第三磨牙冠周炎继发咬肌间隙感染

E. 右侧腮腺炎

34. 此时不宜进行下列哪项操作

A. 血常规检查

B. 拔除右下颌智齿

C. X 线检查

D. 口腔冲洗、含漱

E. 局部穿刺检查

35. 该患者一旦脓肿形成切开引流的切口以何者为佳

A. 下颌下缘下 1～2 cm，绕下颌角弧形皮肤切口

B. 肿胀最高处沿皮纹皮肤切口

C. 肿胀最低处沿皮纹做皮肤切口

D. 口内下颌升支外侧作长约 3 cm 的纵行黏膜切口

E. 口外下颌升支后缘后 1～2 cm 皮肤切口

(36～39 题共用题干)

患者，女，24 岁，主诉：上唇部肿胀。既往史：起床时偶然发现上唇部肿胀，入睡前上唇并无异常感觉。查：以上唇为中心可见弥漫性肿胀，肿胀处按之可触及硬结，无疼痛等自觉症状。肿胀持续数小时后完全消失。实验室检查无明显异常。

36. 本病可能的诊断为

A. 肉芽肿性唇炎

B. 浆细胞性唇炎

C. 良性淋巴组织增生性唇炎

D. 腺性唇炎

E. 唇血管神经性水肿

37. 本病的病因是

A. 细菌感染   B. 病毒感染

C. 自主神经紊乱   D. 遗传因素

E. 变态反应

38. 以下关于本病的说法正确的是

A. 是因接触变应原后导致的唇炎

B. 发病机制属Ⅱ型变态反应

C. 是一种传染病

D. 特点是突发性局限性水肿，但消退较慢

E. 是一种遗传性疾病

39. 以下治疗措施不宜用于本病的是

A. 泼尼松口服

B. 症状加重可皮下注射0.1%肾上腺素

C. 口服抗生素

D. 10%葡萄糖酸钙加维生素 C 静脉注射

E. 中医中药治疗

（40～43 题共用题干）

一患有双侧完全性唇腭裂的患儿，否认家族中有类似病史，临床表现提示可能患有某种全身发育畸形综合征。

40. 眼的检查应注意

  A. 瞳孔大小及对光反应

  B. 眼球的位置及运动情况

  C. 视力如何及有无复视

  D. 眼睑水肿及巩膜黄染

  E. 眼睑动度、睑裂的大小

41. 鼻的检查应注意

  A. 鼻腔有无阻塞

  B. 鼻腔有无血性分泌物

  C. 鼻翼鼻尖有无缺损

  D. 嗅觉有无异常

  E. 各副鼻窦区有无压痛

42. 耳的检查应注意

  A. 外耳道有无分泌物

  B. 乳突有无压痛

  C. 耳廓有无缺损及听力情况

  D. 有无邻近部位的炎症

  E. 有无邻近部位的畸形

43. 由于存在心脏Ⅱ级收缩期杂音，故在体检时又进行了更为全面的检查，但哪一项是不必要的

  A. 超声心动图

  B. 肾功能及泌尿系统影像学

  C. 全消化道造影

  D. 染色体核型

  E. 智商、神经系统发育

（44～47 题共用题干）

患者，男，45 岁，因汽车急刹车时前倾碰伤上前牙，咬牙时上前牙疼痛而立即就诊。

44. 询问病史时应注意

  A. 有无冷热刺激痛

  B. 有无跳痛

  C. 有无自发痛

  D. 有无夜间痛

  E. 受力时疼痛

45. 一般检查的重点是

  A. 电活力测试

  B. 热牙胶测试

  C. 咬合关系

  D. 正中𬌗位

  E. 松动度及叩痛

46. 为明确诊断最简单有效的辅助检查是

  A. 下颌全景片   B. 根尖片

  C. 咬合片   D. 华氏位片

  E. 头颅正位片

47. 如果确诊为牙脱位，治疗时调磨下前牙切缘的目的是

  A. 使下前牙得到休息

  B. 使上前牙得到休息

  C. 使健侧关节得到休息

  D. 使患侧关节得到休息

  E. 使邻牙得到休息

（48～50 题共用题干）

男，20 岁，右下颌后牙肿痛 1 周伴开口受限、吞咽疼痛及进食困难。检查：右下颌第三磨牙部分萌出，挤压龈袋有脓液流出，咽侧壁红肿，腭垂被推向左侧。

48. 除诊断冠周炎外，还应考虑有无

  A. 边缘性颌骨骨髓炎

  B. 咬肌间隙感染

  C. 翼下颌间隙感染

  D. 咽旁间隙感染

  E. 颞下间隙感染

49. 如欲明确有无脓肿形成，最简单有效的

方法是

A. B 超检查

B. 局部穿刺

C. 检查有无波动感

D. CT

E. 检查有无凹陷性水肿

50. 如需进行切开引流，切开部位为

A. 悬雍垂外侧

B. 上颌结节后外侧

C. 距下颌下缘 2 cm 处

D. 翼下颌皱襞外侧

E. 翼下颌皱襞内侧

二、**案例分析题：以下提供若干个案例，每个案例下设若干个提问，请根据题干所提供的信息和提示信息，在每题下面的备选答案中选出全部正确答案。正确答案可能为一个或多个，根据选项的重要性而得分权重不同，选对正确答案得分，选错答案扣分，直至扣至本问得分为 0（注：案例分析题答题在机考中不可逆，即答完一问后不能返回修改）。**

(51~53 题共用题干)

患者，男性，45 岁，右上后牙突发疼痛，含冰水可缓解疼痛。口腔检查显示全口多数牙牙石（＋＋），牙龈红肿，探诊出血，牙周袋袋深 4~6 mm，下前牙 I 度松动，6|牙体无龋蚀，远中牙龈退缩，牙周袋袋深 7 mm，有探痛，牙体有轻叩痛和无松动，热诊敏感。右4|远中邻面浅龋，无探痛，无叩痛，I 度松动，冷热诊不敏感。

51. 初步诊断为

A. 慢性牙周炎

B. 6|牙周 - 牙髓联合病变

C. 广泛型侵袭性牙周炎

D. 4|龋病

E. 4|牙髓炎

F. 6|根尖周炎

52. 若 X 线片示全口牙槽骨普遍水平型吸收根长1/3左右，6|远中根吸收根长 1/3。该患者应采取的治疗有

A. 去除局部刺激因素，包括洁治、刮治、根面平整等

B. 6|根管治疗

C. 4|根管治疗

D. 4|充填治疗

E. 6|拔除

F. 6|截根术

G. 口腔卫生宣教

H. 严格设计并执行维护期治疗

I. 抗菌药治疗

53. 若 X 线片示全口牙槽骨普遍水平型吸收根长1/3左右，骨形态规则，该患者完成牙周基础治疗后 2 个月复查，右下后牙牙周袋袋深 5 mm，附着龈较窄，应选择

A. 冠向复位瓣术

B. 改良 Widman 术

C. 植骨术

D. 牙周翻瓣术 + 骨成形术

E. 引导性组织再生术

F. 牙龈切除术

(54~57 题共用题干)

患者，男性，75 岁，左下颌后牙区牙龈肿块 20 年，伴疼痛出血 2 年，并呈渐进性增大。有抽烟史 40 余年。检查：|4 的颊舌侧至左侧磨牙后垫有乳头增生样肿块，有蒂，表面色泽呈淡粉红色，但|67 区颊舌侧牙龈呈暗紫色溃疡，触之易出血，有触痛，|67 松动Ⅲ度，无叩痛，与|67 呈锁𬌗，并可咬着|67 牙龈，张口度 3.0 cm；左侧下颌下和颈深上可触及肿大的淋巴结，大小分别为 3 cm×2 cm 和 2 cm×1.5 cm，质地中等，活动，无压痛；右侧下颌下区可扪及数枚 0.5 cm×1.0 cm 淋巴结，质地软，活动，无压痛；右侧颈部未触及肿大的淋

巴结。全口牙位曲面体层 X 线片示：$\overline{67}$ 牙槽骨吸收破坏，未累及下牙槽神经管。

54. 该患者尚需做的辅助检查是
    A. 颅骀面 CT
    B. 颅骀面 MRI
    C. B 超
    D. 局部活检
    E. 细菌培养 + 药物敏感试验
    F. PET/CT

55. 该患者正确的诊断是
    A. 左下后牙牙龈创伤性溃疡
    B. 左侧后牙牙龈瘤
    C. 左侧后牙牙龈鳞癌
    D. 左侧后牙牙龈恶性淋巴瘤
    E. $\overline{67}$ 牙周炎
    F. 左侧后牙牙龈乳头状瘤

56. 该疾病有可能从以下疾病演变恶化而来
    A. 牙周炎
    B. 乳头状瘤
    C. 白斑
    D. 扁平苔藓
    E. 左磨牙后区小唾液腺慢性炎症
    F. 口腔黏膜过角化

57. 对该患者应该采取的治疗方案为
    A. 牙周病治疗
    B. 左侧后牙牙龈瘤切除术
    C. 拔除 $\overline{67}$
    D. 左颌颈联合根治术
    E. 左颌颈联合根治术 + 局部放疗
    F. 牙龈癌的综合序列治疗

（58～63 题共用题干）

患者，男性，45 岁，近半年来右下后牙遇冷水及吃甜食酸痛，咬硬物酸软无力，无自发痛。检查时可见 $\overline{76}$ 面釉质中度磨损，牙本质外露，探针划某点感觉异常酸痛。

58. 对该患牙的诊断有
    A. 磨损　　　　　B. 楔状缺损

C. 牙本质敏感症　　D. 中龋
E. 牙隐裂　　　　　F. 牙髓炎
G. 酸蚀症

59. 牙齿磨损程度取决于
    A. 牙齿的硬度
    B. 唾液 pH
    C. 咀嚼习惯及咀嚼压力
    D. 年龄的增大
    E. 食物硬度
    F. 人体钙摄入量

60. 可能是磨损并发症的是
    A. 食物嵌塞
    B. 牙髓病
    C. 颞下颌关节紊乱病
    D. 创伤骀
    E. 创伤性溃疡
    F. 根尖周病

61. 下列可能引起牙本质过敏症的情况有
    A. 牙龈萎缩　　　　B. 楔状缺损
    C. 龋病　　　　　　D. 牙折
    E. 牙内陷　　　　　F. 氟牙症
    G. 牙隐裂　　　　　H. 牙龈炎

62. 目前关于牙本质过敏症的发病机制的学说有
    A. 神经学说
    B. Miller 化学细菌学说
    C. 牙本质纤维传导学说
    D. 流体动力学理论
    E. 蛋白溶解螯合学说
    F. 四联因素理论

63. 可用于牙本质过敏症的脱敏治疗有
    A. 0.76% 单氟磷酸钠凝胶
    B. 麝香草酚熨热
    C. 窝沟封闭
    D. 激光治疗
    E. 2% 氟化钠液离子导入
    F. 氯仿

G. 氯化锶

(64~67 题共用题干)

患者，男性，25 岁，因两车相撞收入院。检查：患者昏迷，头面部水肿，面中 1/3 拉长，眼周软组织呈青紫色肿胀区，口腔、鼻腔及外耳道出血，瞳孔等大。X 线表现：左右眶外侧骨、颧骨颧弓、上颌骨前壁、后外侧壁双侧髁突均可见骨折线。

64. 该患者的正确诊断是

　　A. 上颌骨骨折

　　B. 下颌骨骨折

　　C. 脑出血

　　D. 上颌骨 Lefort Ⅲ 型骨折

　　E. 颧骨颧弓复合体骨折

　　F. 鼻骨骨折

65. 如何鉴别是鼻、耳出血，还是脑脊液鼻漏和耳漏

　　A. 实验室生化检查

　　B. X 线检查

　　C. 查有无鼻和耳的外伤伤口

　　D. 用滤纸鉴别

　　E. CT 检查

　　F. MRI 检查

66. 急诊应做的处理是

　　A. 鼻腔和外耳道填塞

　　B. 颌面部一般清创处理

　　C. 先治疗颅脑外伤

　　D. 行颌骨骨折复位

　　E. 气管切开保持呼吸道通畅

　　F. 行颌骨骨折固定

67. 颅脑外伤稳定后的治疗是

　　A. 颌间结扎

　　B. 石膏颅颌帽固定

　　C. 颌间结扎 + 石膏颅颌帽固定，将骨折的上下颌骨复位固定

　　D. 手术切开行各骨折坚固内固定

　　E. 石膏颅颌帽固定 + 颌间牵引 + 颌间结扎固定

　　F. 单颌结扎固定

冲刺试卷二

基础知识

1. 负责骨基质形成和钙化的细胞为
   A. 成骨细胞   B. 前成骨细胞
   C. 破骨细胞   D. 骨细胞
   E. 骨衬里细胞

2. 𬌗力又称
   A. 咀嚼力   B. 咀嚼肌力
   C. 咀嚼压力   D. 牙周潜力
   E. 最大潜力

3. 在加速龋病的发展中可能起主要作用的
   菌属是
   A. 变形链球菌   B. 放线菌
   C. 韦荣菌   D. 乳杆菌
   E. 拟杆菌

4. 一般型成釉细胞瘤的主要组织学类型是
   A. 滤泡型和丛状型
   B. 棘皮瘤型和颗粒细胞型
   C. 基底细胞型和角化型
   D. 促结缔组织增生型和角化型
   E. 基底细胞型和颗粒细胞型

5. 舍格伦综合征的病理表现不包括
   A. 淋巴细胞浸润
   B. 小叶轮廓仍保留
   C. 形成上皮岛
   D. 病变常从小叶周边开始
   E. 导管增生扩张

6. 与白斑的发生无关的是
   A. 吸烟   B. 自身免疫
   C. 维生素缺乏   D. 局部刺激
   E. 遗传

7. 关于肌上皮细胞的描述，不正确的是

   A. 又称篮细胞
   B. 胞内含肌微丝
   C. 胞内含肌动蛋白
   D. 胞内不含 ATP 酶
   E. 胞核大而扁

8. 牙本质小管扩张和坏死灶见于牙本质
   龋的
   A. 坏死崩解层
   B. 细菌侵入层
   C. 脱矿层
   D. 透明层
   E. 脂肪变性层

9. 关于牙源性腺样瘤的描述，不正确的是
   A. 肿瘤小，包膜完整
   B. 肿瘤的小结节内细胞间可以见到细胞
      间桥、钙化团块及淀粉样物质沉着
   C. 腺管样结构中可见嗜伊红物质和细胞
      碎屑
   D. 肿瘤内可见发育不良的牙本质、釉基
      质及牙骨质样物质
   E. 为良性病损，但摘除后易复发

10. 关于牙的萌出描述，正确的是
    A. 牙冠形成后向𬌗面移动至达到功能
       位的过程
    B. 牙根形成至牙进入口腔
    C. 牙尖进入口腔到与对𬌗咬合时期
    D. 牙冠形成至牙尖进入到口腔
    E. 牙根形成至牙尖进入口腔到功能位

11. 银化合物每次使用必须新鲜配制是因
    为其
    A. 腐蚀性强
    B. 形成蛋白沉淀
    C. 抑制细菌生长
    D. 易分解产生沉淀

E. 刺激性小

12. 细胞之间以桥粒相连接的是
    A. 外釉上皮层　　　B. 内釉上皮层
    C. 星网状层　　　　D. 中间层
    E. 釉结

13. 下列属于真性肿瘤的是
    A. 牙瘤
    B. 蔓状血管瘤
    C. 牙龈瘤
    D. 牙源性钙化上皮瘤
    E. 侵袭性纤维瘤病

14. 牙髓充血时一般不存在
    A. 血管扩张充血呈树枝状
    B. 水肿液聚积
    C. 血管周围有少量红细胞外溢
    D. 血栓形成
    E. 成牙本质细胞坏死

15. 不属于腮腺床内结构的是
    A. 颈内动静脉
    B. 舌咽神经、迷走神经
    C. 副神经
    D. 面神经
    E. 舌下神经

16. 牙源性腺样瘤的肿瘤结构中不含
    A. 玫瑰花样结构
    B. 腺管样结构
    C. 小结节
    D. 梁状或筛状结构
    E. 黏液性软骨性组织

17. 下颌第一乳磨牙的特点为
    A. 牙体形态与第一磨牙相似
    B. 牙颈嵴突出，冠根分明
    C. 颊面四边形，远中缘略长于近中缘
    D. 面远中缘稍略长于近中缘
    E. 根柱较长，根分叉小

18. 成釉细胞瘤有下列组织学分型，除了
    A. 滤泡型　　　　　B. 丛状型

C. 梭形细胞型　　　D. 基底细胞型
E. 棘皮瘤型

19. 患者男，40 岁，1|缺失，21|12 前牙列咬合正常，3|牙冠长大，无松动，要求固定修复，较佳治疗方案为
    A. 烤瓷全冠固定桥
    B. 前牙 3/4 冠作为固位体，烤瓷桥体
    C. 近缺隙侧制备邻面沟，相互平行，制作金属桥体嵌入其中，唇面烤瓷修复
    D. 马里兰桥连接舌侧
    E. 全瓷冠固定桥

20. 牙科 X 线片中，最阻射 X 线的组织是
    A. 牙骨质　　　　　B. 牙本质
    C. 牙槽骨　　　　　D. 牙釉质
    E. 牙髓

21. 与牙周炎最为有关的牙周创伤为
    A. 咬合创伤　　　　B. 外科创伤
    C. 牙髓治疗创伤　　D. 牙周治疗
    E. 牙震荡

22. 咀嚼时，牙齿实际承受的咀嚼力量为
    A. 咀嚼力　　　　　B. 咀嚼肌力
    C. 咀嚼压力　　　　D. 牙周潜力
    E. 最大潜力

23. 下列关于根尖囊肿的描述，不正确的是
    A. 囊壁为复层鳞状上皮
    B. 可含有呼吸上皮衬里
    C. 可有炎细胞浸润，主要为淋巴细胞和浆细胞
    D. 上皮衬里厚薄不一，无上皮钉突
    E. 可见胆固醇晶体沉积

24. 颞肌的止点是
    A. 颞窝及颞深筋膜深面
    B. 喙突及下颌支前缘直至第三磨牙远中
    C. 上下颌骨第三磨牙牙槽突的外方和翼突下颌缝

D. 下颌角内侧面及翼肌粗隆

E. 翼外板的外侧面

25. 急性涎腺炎的病理表现不包括

    A. 腺管扩张，管内大量中性粒细胞聚集

    B. 导管周围及腺实质内有密集的白细胞浸润

    C. 涎腺组织坏死形成多个化脓灶

    D. 急性炎症消退后形成纤维性愈合

    E. 腺导管上皮增生，可形成鳞状化生

26. 根据阻生智齿长轴与第二磨牙的关系，阻生智齿可以分为多个类型，但不包括

    A. 近中阻生   B. 舌向阻生

    C. 垂直阻生   D. 倒置阻生

    E. 中位阻生

27. 下颌下腺腺管及舌下腺大管的共同开口为

    A. 舌系带   B. 伞襞

    C. 舌下肉阜   D. 舌下襞

    E. 舌盲孔

28. 生物矿化的定义为

    A. 无机离子通过反应形成矿化组织

    B. 无机离子与有机基质结合

    C. 磷灰石晶体与非晶体化磷酸盐形成难溶性盐

    D. 钙、磷等无机离子在生物调控下通过化学反应形成难溶性盐，并与有机基质结合形成矿化组织

    E. 无机离子与有机基质结合形成难溶性盐

29. 牙槽骨的生物学特征不包括

    A. 牙槽骨是高度可塑性组织

    B. 是人体骨骼最活跃部分

    C. 随着牙的移动不断改建

    D. 受压力侧的牙槽骨增生

    E. 牙缺失后会吸收

30. 关于获得性膜，下列说法错误的是

    A. 乃菌斑形成初始，在牙面上覆盖的一层均匀无细胞的薄膜

    B. 是细菌附着牙釉质表面的必需条件

    C. 具有选择性吸附能力

    D. 由菌斑微生物所分泌

    E. 来自唾液糖蛋白结构

31. 支配下颌牙牙髓的神经为

    A. 下牙槽神经   B. 舌神经

    C. 颊神经   D. 舌咽神经

    E. 舌下神经

32. 起于内斜线的是

    A. 下颌舌骨肌   B. 茎突舌骨肌

    C. 颊肌   D. 斜角肌

    E. 上唇方肌

33. 原始口腔的组成是

    A. 额鼻突、上颌突、下颌突

    B. 额鼻突、侧鼻突、下颌突

    C. 中鼻突、侧鼻突、下颌突

    D. 额鼻突、球状突、下颌突

    E. 球上突、侧鼻突、下颌突

34. 扁平苔藓内不存在

    A. 上皮下疱

    B. 黏膜固有层有淋巴细胞浸润带

    C. 上皮内可见胶样小体

    D. 棘层内疱

    E. 基底细胞排列紊乱

35. 翼下颌间隙向上直接连通的间隙是

    A. 颞间隙   B. 舌下间隙

    C. 颌下间隙   D. 咽旁间隙

    E. 颞下间隙

36. 有关流行性腮腺炎的描述，不正确的是

    A. 为副黏液病毒感染

    B. 为非化脓性感染

    C. 导管上皮水肿，管腔内充满坏死细胞和渗出物

    D. 腺体被膜充血、间质水肿，中性粒细胞，淋巴细胞浸润

    E. 唾液淀粉酶经淋巴入血，由尿排出

37. 牙龈瘤的病理分型不含
    A. 肉芽肿性牙龈瘤
    B. 纤维性牙龈瘤
    C. 血管性牙龈瘤
    D. 巨细胞性牙龈瘤
    E. 先天性牙龈瘤

38. 面部各突起完成联合的时间为胚胎第
    A. 7~8 周
    B. 3~4 周
    C. 5~6 周
    D. 9~10 周
    E. 11~12 周

39. 当淋巴结出现肿大和疼痛时，是因为所收纳的范围内存在
    A. 炎症
    B. 外伤
    C. 癌症
    D. 异物
    E. 畸形

40. 上前牙 3/4 冠轴沟的方向是
    A. 与牙体长轴平行
    B. 与唇面切 1/3 平行
    C. 与唇面切 2/3 平行
    D. 与舌面切 1/3 平行
    E. 与舌面切 2/3 平行

41. 颊肌的起点是
    A. 颞窝及颞深筋膜深面
    B. 喙突及下颌支前缘直至第三磨牙远中
    C. 上、下颌骨第三磨牙牙槽突的外方和翼突下颌缝
    D. 下颌角内侧面及翼肌粗隆
    E. 翼外板的外侧面

42. 含牙囊肿囊壁附着在
    A. 牙冠中 1/3
    B. 牙颈部
    C. 釉牙骨质界
    D. 根部
    E. 任何部位

43. 缺乏静脉瓣的为
    A. 面上静脉
    B. 面前静脉
    C. 面后静脉
    D. 面总静脉
    E. 面下静脉

44. 属于舌下区内容的是
    A. 舌下襞
    B. 舌下肉阜

C. 舌下神经
D. 舌下肌群
E. 二腹肌

45. 龈下菌斑通常为
    A. 光滑面菌斑与邻面菌斑
    B. 附着菌斑与非附着菌斑
    C. 舌侧菌斑与颊侧菌斑
    D. 光滑面菌斑与点隙裂沟菌斑
    E. 点隙裂沟菌斑与根面菌斑

46. 不属于真性牙源性肿瘤的为
    A. 牙瘤
    B. 成釉细胞纤维瘤
    C. 成釉细胞瘤
    D. 牙源性纤维瘤
    E. 牙源性钙化上皮瘤

47. 有关牙骨质的说法，不正确的是
    A. 牙颈部薄，根尖和根分叉处较厚
    B. 淡黄色，硬度大于骨
    C. 无机盐含量约为重量的 45%~50%
    D. 含多种微量元素，含氟量较其他矿化组织多
    E. 有机物主要为胶原和蛋白多糖

48. 口腔内的混合唾液中，固体物质约占
    A. 0.6%
    B. 1.6%
    C. 0.2%
    D. 0.1%
    E. 1%

49. 不是由上颌突发育而来的为
    A. 上颌骨
    B. 颧骨
    C. 腭骨
    D. 上颌后牙
    E. 上颌切牙

50. 有关舌前腺描述正确的是
    A. 舌前腺位于舌腹面系带两侧的肌层中
    B. 舌前腺位于舌背面近舌尖处
    C. 舌前腺以黏液腺泡为主
    D. 舌前腺以浆液腺泡为主
    E. 舌前腺有大量的混合性腺泡

51. 关于牙槽骨生物学特性的叙述，不正确

的是

A. 可由于不断新生而影响牙齿发育

B. 受到外界的压力，可表现为吸收

C. 具有高度的可塑性

D. 随牙齿的萌出而不断改建

E. 较牙骨质更容易吸收

52. 四环素牙主要是由于四环素沉积在哪一层形成的

A. 牙釉质   B. 牙本质

C. 牙髓   D. 牙骨质

E. 牙周膜

53. 关于红斑的描述，不正确的是

A. 男性多见

B. 颗粒型易癌变

C. 恶变率较白斑低

D. 较少见

E. 均质型内可见原位癌

54. 关于天疱疮的描述，不正确的是

A. 棘层松解，上皮内水疱形成

B. 黏膜固有层有炎症细胞浸润，主要为巨噬细胞和淋巴细胞

C. 直接荧光免疫可见鱼网状翠绿色荧光环

D. 荧光图形主要为 IgG 或 IgA 及 IgM 在棘细胞间的沉积

E. 口腔出现表征者多为寻常型天疱疮

55. 食物是引起龋病的因素，以下观点哪项错

A. 食物在牙面滞留会引起龋

B. 吃糖量比吃糖次数对于龋的发生更重要

C. 食物磷含量与龋发生有关

D. 食物物理性状与龋病发生密切相关

E. 蔗糖必须通过细菌作用才能致龋

56. 舌根部有许多卵圆形滤泡样突起，称为

A. 舌根乳头   B. 舌根淋巴结

C. 舌根滤泡   D. 舌扁桃体

E. 腭扁桃体

57. 腭裂是由于

A. 侧腭突和鼻中隔融合障碍

B. 侧腭突和前腭突融合障碍

C. 侧腭突和球状突融合障碍

D. 侧腭突和继发腭融合障碍

E. 上颌突和侧腭突融合障碍

58. 下列有关翼丛与颅内、外静脉交通的描述中错误的是

A. 经面深静脉汇入面前静脉

B. 经颌内静脉汇入耳后静脉

C. 经卵圆孔网与海绵窦交通

D. 经破裂孔导血管与海绵窦交通

E. 经眼静脉与海绵窦交通

59. 下颌第一磨牙髓室顶最凹处约平齐于

A. 冠合、中 1/3 交界处

B. 颈缘上 2 mm

C. 颈缘

D. 颈缘下 2 mm

E. 根分叉处

60. 关节盘分区中属于关节盘穿孔、破裂的好发部位是

A. 前带和中间带

B. 中间带和双板区

C. 前带和后带

D. 双板区和后带

E. 板区和前带

61. 在下颌体内面可看到的结构不包括

A. 内斜线   B. 颏结节

C. 上下颏棘   D. 舌下腺窝

E. 颌下腺窝

62. 有关牙本质小管的说法正确的是

A. 牙尖部及切缘较弯曲

B. 牙颈部稍弯呈"~"状，近髓端突向

C. 近髓端和近表面者单位面积小管数为 1:4

D. 牙冠部牙本质小管分支数目比根部多

E. 小管近牙髓端较粗，直径 3～4 μm，
越向表面越细

63. 唾液中主要免疫球蛋白为
　　A. 分泌型 IgA（SIgA）
　　B. SIgB
　　C. SIgG
　　D. SIgD
　　E. SIgE

64. 鲸、海牛的牙列为
　　A. 单牙列　　　　　B. 多牙列
　　C. 端生牙　　　　　D. 同形牙
　　E. 异形牙

65. 颌内静脉汇入
　　A. 翼丛　　　　　　B. 面前静脉
　　C. 面后静脉　　　　D. 面总静脉
　　E. 颌外静脉

66. 恒牙萌出顺序为
　　A. 中切牙→侧切牙→尖牙→第一前磨牙→第二前磨牙→第一磨牙→第二磨牙→第三磨牙
　　B. 第一磨牙→中切牙→侧切牙→尖牙→第一双前磨牙→第二前磨牙→第二磨牙→第三磨牙
　　C. 第一磨牙→中切牙→侧切牙→下颌尖牙→第一前磨牙→第二前磨牙→上颌尖牙→第二磨牙→第三磨牙
　　D. 第一磨牙→中切牙→侧切牙→第一前磨牙→尖牙→第二前磨牙→第二磨牙→第三磨牙
　　E. 第一磨牙→中切牙→侧切牙→第一双前磨牙→第二前磨牙→尖牙→第二磨牙→第三磨牙

67. 无黏膜下层的是
　　A. 舌背黏膜　　　　B. 软腭黏膜
　　C. 唇黏膜　　　　　D. 颊黏膜
　　E. 舌腹黏膜

68. 可见光固化选用高强度光固化器，其光

照时间不得少于
　　A. 10秒～20秒　　B. 20秒～30秒
　　C. 40秒～60秒　　D. 60秒～90秒
　　E. 90秒～120秒

69. 舌后1/3的一般感觉神经为
　　A. 舌前神经
　　B. 舌咽神经
　　C. 舌下神经
　　D. 参与舌神经的鼓索神经纤维
　　E. 舌神经

70. 棘层内疱可见于
　　A. 天疱疮和疱疹性口炎
　　B. 天疱疮和瘢痕类天疱疮
　　C. 天疱疮和扁平苔藓
　　D. 疱疹性口炎和扁平苔藓
　　E. 扁平苔藓和瘢痕类天疱疮

71. 牙龈纤维中最细的一组是
　　A. 龈牙组　　　　　B. 牙槽嵴组
　　C. 环行组　　　　　D. 牙周膜组
　　E. 越隔组

72. 血液与唾液混合后，其凝血时间缩短，其缩短程度与混合比例有关。凝血时间缩短最多之血液与唾液之比为
　　A. 1:2　　　　　　B. 2:1
　　C. 3:1　　　　　　D. 4:1
　　E. 3:2

73. 最早萌出的乳牙为
　　A. 上颌乳中切牙
　　B. 下颌乳中切牙
　　C. 上颌第一乳磨牙
　　D. 下颌第一乳磨牙
　　E. 上颌乳侧切牙

74. 在口腔这个特殊环境中，组成非特异性免疫的成分不包括
　　A. 口腔黏膜　　　　B. 腔淋巴组织
　　C. 唾液　　　　　　D. 细菌代谢产物
　　E. 龈沟液

75. 甲状腺峡部横过气管软骨的第
    A. 2~4 环前方　　　B. 1~3 环前方
    C. 4~5 环前方　　　D. 1~4 环前方
    E. 一般不能确定

76. 唾液对龋病有免疫作用，可减少变形链球菌是因为其含有
    A. 变酶
    B. 唾液小体
    C. 氨盐和硫氰酸盐
    D. 分泌型免疫球蛋白 A（SIgA）
    E. 溶菌酶

77. 钙化程度最高的牙本质是
    A. 球间牙本质　　　B. 生长线
    C. 前期牙本质　　　D. 管周牙本质
    E. 管间牙本质

78. 可见光固化选用高强度光固化器，其工作头应尽量接近树脂表面，其距离不得超过
    A. 1 mm　　　　　B. 2 mm
    C. 3 mm　　　　　D. 4 mm
    E. 5 mm

79. 腮腺和颌下腺分泌的唾液占总量的
    A. 50%　　　　　B. 60%
    C. 70%　　　　　D. 80%
    E. 90%

80. 下颌前伸运动主要是
    A. 双侧翼外肌同时收缩
    B. 侧嚼肌同时收缩
    C. 双侧翼外肌同时松弛
    D. 双侧颞肌同时松弛
    E. 双侧颞肌同时收缩

81. 低度恶性型黏液表皮样癌的主要组成细胞是
    A. 以黏液细胞和表皮样细胞为主
    B. 以表皮样细胞和中间细胞为主
    C. 以黏液细胞为主伴鳞状化生
    D. 以黏液细胞和中间型细胞为主

    E. 以鳞状细胞为主伴乳头状增生

82. 被认为是牙固有有益菌的为
    A. 变形链球菌　　　B. 血链球菌
    C. 消化链球菌　　　D. 乳杆菌属
    E. 放线菌属

83. 牙髓中最靠近髓腔壁的细胞是
    A. 组织细胞
    B. 未分化间充质细胞
    C. 成纤维细胞
    D. 成牙本质细胞
    E. 牙髓细胞

84. 被认为牙髓感染的病原菌的为
    A. 牙龈卟啉单胞菌
    B. 牙髓卟啉单胞菌
    C. 消化链球菌
    D. 梭杆菌属
    E. 放线菌属

85. 新生线带可见于
    A. 乳牙和第一恒磨牙
    B. 乳牙和中切牙
    C. 中切牙和第一恒磨牙
    D. 乳牙
    E. 恒牙

86. 牙周膜中含量最多、最重要的细胞是
    A. 成骨细胞　　　　B. 破骨细胞
    C. 成纤维细胞　　　D. 间充质细胞
    E. 成牙骨质细胞

87. 颈内动脉入颅经过
    A. 圆孔
    B. 卵圆孔
    C. 颞骨的颈动脉管
    D. 棘孔
    E. 茎乳孔

88. 可见光固化复合树脂最常用的引发体系是
    A. 樟脑醌敏感波长 400~500 nm
    B. 樟脑醌敏感波长 300~400 nm

C. 过氧化苯甲酰敏感波长 400～500 nm

D. 过氧化苯甲酰敏感波长 300～400 nm

E. 三丁基硼敏感波长 400～500 nm

89. 腮腺导管的体表投影为

  A. 耳垂至鼻翼与口角之间中点连线的前1/3处

  B. 耳垂至鼻翼与口角之间中点连线的中1/3处

  C. 耳垂至鼻翼与口角之间中点连线的后1/3处

  D. 耳垂至鼻翼与口角之间中点连线下方1/3处

  E. 一般不能确定

90. 唾液维持口腔 pH 是由于唾液的

  A. 消化作用   B. 清洁作用

  C. 缓冲作用   D. 保护作用

  E. 稀释作用

二、B 型题：以下提供若干组考题，每组考题共用在考题前列出的 A、B、C、D、E 五个备选答案。请从中选择一个与问题关系最密切的答案。某个备选答案可能被选择一次、多次或不被选择。

(91～94 题共用备选答案)

  A. 肿瘤早期浸润邻近神经组织

  B. 肿瘤浸润性生长，局部淋巴结转移

  C. 肿瘤生长慢，局部浸润易复发

  D. 肿瘤生长慢，可浸润包膜内、包膜外，易复发

  E. 肿瘤无包膜，可浸润骨组织，不转移

91. 涎腺肿瘤的生物学特征是

92. 多形性腺瘤的生物学特征是

93. 黏液表皮样癌的生物学特征是

94. 腺样囊性癌的生物学特征是

(95～98 题共用备选答案)

  A. 上颌第一磨牙

  B. 下颌第一磨牙

  C. 上颌侧切牙

  D. 下颌第二前磨牙

  E. 上颌中切牙

95. 额外牙多见于

96. 畸形舌侧窝多见于

97. 畸形中央尖最常见于

98. 最易发生根分叉病变的牙是

(99～100 题共用备选答案)

  A. 殆位

  B. 颌位

  C. 牙尖交错位（IGP）

  D. 下颌后退接触位（RCP）

  E. 下颌姿势位（MPP）

99. 下颌骨的位置，称为

100. 牙尖交错时的下颌位置，称为

相关专业知识

一、A1/A2 型题：每一道考试题下面有 A、B、C、D、E 五个备选答案。请从中选择一个最佳答案。

1. 按 Black 窝洞分类第 Ⅳ 类洞为
   A. 开始于窝沟的洞
   B. 后牙邻面洞
   C. 前牙邻面洞不包括切角
   D. 前牙邻面洞包括切角
   E. 牙齿唇、颊或舌面颈 1/3 的洞

2. 蔗糖致龋的必要条件是
   A. 菌斑存在　　　B. 多次食用
   C. 黏附牙面　　　D. 加工精细
   E. 溶解于水

3. 属于牙龈脓肿的特点是
   A. 属于急性化脓性炎症
   B. 属于慢性化脓性炎症
   C. 患牙叩痛明显
   D. 患牙必有松动
   E. 患牙牙周袋溢脓

4. 患者，男，37 岁，右舌缘 1/3 溃疡 2 周余，扩展较快，伴有疼痛，近 1 周出现右下颌下淋巴结肿大，最可能考虑的临床诊断是
   A. 创伤性溃疡
   B. 结核性溃疡
   C. 重型阿弗他溃疡
   D. 鳞状细胞癌
   E. 恶性淋巴瘤

5. 机械性菌斑控制措施不包括
   A. 刷牙　　　　B. 牙签
   C. 口香糖　　　D. 牙线
   E. 洁牙

6. 义齿设计中使用近中支托和应力中断卡环的目的是
   A. 防止基牙龋坏
   B. 增加义齿固位
   C. 减少基牙的扭力，减轻基牙负荷
   D. 增加义齿的强度
   E. 减轻牙槽嵴负担

7. 最适宜作桥体龈面的材料是
   A. 瓷　　　　　B. 钴铬合金
   C. 塑料　　　　D. 金合金
   E. 复合树脂

8. 患者，男，27 岁，主诉：牙龈疼痛、出血、口腔腐臭，不敢刷牙 3 天，无发热。该患者牙龈疼痛最可能的原因是
   A. 轻型阿弗他溃疡　　B. 牙龈坏死
   C. 口腔疱疹　　　　　D. 更换牙刷
   E. 牙龈炎症

9. 下列探诊的要点，不正确的为
   A. 重点检查龋齿、牙周袋和窦道
   B. 必须有支点并且动作要轻柔
   C. 防止刺伤软组织和牙周组织
   D. 探穿髓孔要用尖头探针探入
   E. 探牙周袋要用钝头专用探针

10. 制作套筒冠固位体，依靠内外冠的紧密接触产生固位力的固定桥是
    A. 种植固定桥
    B. 固定 - 可摘联合桥
    C. 复合固定桥
    D. 单端固定桥
    E. 端固定桥

11. 下列氧化锌丁香油黏固粉的用途不包括
    A. 窝洞的暂封剂
    B. 安抚充血牙髓
    C. 中深龋洞垫底

D. 深龋内层垫底

E. 根管充填材料

12. 一无牙颌患者，全口义齿戴用十年。检查发现：旧义齿人工牙磨耗严重，垂直距离低，基托不密合，下颌前庭黏膜反折处及牙槽嵴舌侧黏膜处小溃疡。处理方法是

　　A. 自凝树脂加高旧义齿人工𬌗面

　　B. 旧义齿基托组织面重衬

　　C. 旧义齿基托边缘缓冲

　　D. 重新修复，取印模

　　E. 停戴旧义齿1周后重新修复

13. 以下哪种糖类的致龋性最强

　　A. 木糖醇　　　　B. 山梨糖

　　C. 乳糖　　　　　D. 果糖

　　E. 蔗糖

14. 女，30岁，上前牙变色3个月就诊查：左上中切牙牙体呈暗黄色，牙髓活力试验阴性，叩痛（−），X线片示根尖阴影。其诊断应是

　　A. 可复性牙髓炎　　B. 慢性牙髓炎

　　C. 牙髓坏死　　　　D. 慢性根尖周炎

　　E. 深龋

15. 青少年牙周炎典型好发的牙齿部位是

　　A. 上颌切牙

　　B. 下颌切牙

　　C. 双尖牙

　　D. 第一恒磨牙与上、下切牙

　　E. 双尖牙与上下切牙

16. 制取牙列缺失印模，以下叙述哪项是错误的

　　A. 使组织受压均匀

　　B. 适当伸展印模范围

　　C. 采取解剖式印模

　　D. 保持稳定的位置

　　E. 做肌功能修整

17. 对于根尖刮治术哪项是不正确的

　　A. 作根尖切除也必须作根管治疗

　　B. 前、后牙均可采用

　　C. 注意将舌侧面的炎症组织彻底清除

　　D. 至少要保留牙根的2/3

　　E. 前、后牙均不可采用

18. 耳下结节样肿块首先考虑为

　　A. 耳下淋巴结　　　B. 皮脂腺囊肿

　　C. 神经鞘瘤　　　　D. 腮腺混合瘤

　　E. 脂肪瘤

19. 对模型材料的性能要求，以下错误的是

　　A. 有良好的流动性、可塑性

　　B. 有适当的凝固时间，一般30~60分钟为宜

　　C. 精确度高

　　D. 压缩强度大，表面硬度高

　　E. 可与印模材料发生化学反应

20. 属于牙周疾病第三级预防的项目是

　　A. 口腔健康教育

　　B. 去除菌斑和牙石

　　C. 去除不良修复体

　　D. 牙周手术治疗

　　E. 治疗食物嵌塞

21. 患者，男，40岁，有10年吸烟史。因牙龈自动出血伴牙龈疼痛、口臭5天就诊，无明显的全身症状。检查：牙石（＋＋＋），龈缘呈虫蚀状，表面覆盖坏死伪膜，可拭去。最可能的诊断为

　　A. 牙间乳头炎

　　B. 边缘性龈炎

　　C. 急性坏死性溃疡性龈炎

　　D. 快速进展性牙周炎

　　E. 疱疹性口炎

22. 下述哪个牙的颊尖偏远中

　　A. 上颌乳尖牙

　　B. 下颌乳尖牙

　　C. 上颌第一双尖牙

　　D. 上颌第一乳磨牙

E. 下颌第一乳磨牙

23. 牙周袋的临床表现与组织病理改变的关系，不正确的是
    A. 局部血循环阻滞→牙龈呈暗红色
    B. 牙龈表面上皮增生→牙龈表面光亮、点彩消失
    C. 袋壁溃疡→探诊痛
    D. 袋壁溃疡→探诊后出血
    E. 袋外侧壁的纤维性增生→质地致密

24. 支架固位复合树脂修复特别适用于
    A. Ⅰ类洞   B. Ⅱ类洞
    C. Ⅲ类洞   D. Ⅳ类洞
    E. Ⅴ类洞

25. 初戴全口义齿时，发现下总义齿左右翘动，加力时患者有痛感可能引起翘动的原因中不包括
    A. 基托伸展过长
    B. 印模不准确
    C. 进入倒凹区基托未缓冲
    D. 基托变形
    E. 与硬区相应部位未做缓冲

26. 窝洞制备时洞缘曲线要求圆钝，其目的是防止
    A. 牙组织折裂   B. 充填体折裂
    C. 充填体脱落   D. 继发龋发生
    E. 材料的刺激

27. 龋齿与氟斑牙的鉴别要点是
    A. 牙面的光泽度   B. 牙面颜色改变
    C. 发生牙位多少   D. 有无釉质缺损
    E. 有无地区因素

28. 颌骨骨折复位固定最主要考虑的是
    A. 恢复正常的咬合关系
    B. 骨折线对位完全准确
    C. 恢复面部外形
    D. 固定期间便于口腔清洁护理
    E. 固定期间便于病员进食

29. 固定桥戴用后引起龈炎的原因哪个不正确

A. 固位体边缘不密合
B. 龈组织受压
C. 基牙负荷过大
D. 食物嵌塞
E. 黏接剂未去净

30. WHO 推荐的 HBV 污染物消毒剂是
    A. 戊二醛   B. 次氯酸钠
    C. 乙醇   D. 碘伏
    E. 酚类

31. 某患者，右上第一前磨牙近中颊大面积银汞充填，剩余牙体组织薄弱，已做根管治疗，患者对美观要求高，最佳的修复设计是
    A. 换用树脂充填
    B. 树脂嵌体
    C. 烤瓷熔附金属冠
    D. 桩核＋烤瓷熔附金属冠
    E. 3/4 冠

32. 关于根管充填的时机，错误的是
    A. 根管预备和消毒后
    B. 无自觉症状
    C. 无明显叩痛
    D. 根管内可有渗出液
    E. 无严重气味

33. 妊娠期龈瘤一般直径不超过
    A. 0.5 cm   B. 1 cm
    C. 1.5 cm   D. 2 cm
    E. 2.5 cm

34. 患者，男，56 岁，刷牙时牙龈出血20 余年，下前牙松动1 年。检查：全口牙石（＋＋），牙龈中等程度红、水肿，探诊出血，普遍牙龈退缩2～3 mm，下前牙松动Ⅰ度，探诊深度6 mm，其余牙探诊深度普遍4～7 mm。如果该患者接受牙周治疗后症状消退，但6 个月后，又出现了牙龈出血，疾病复发，此时对该患者的治疗要特别注意的是

A. 需要全身药物治疗

B. 给患者开碘甘油，患者自行上药

C. 重新洁治

D. 加强口腔卫生宣教及菌斑控制

E. 进行手术治疗

35. 继发龋发生的原因，下列哪项除外
    A. 充填物边缘破裂
    B. 充填时没有使用窝洞消毒剂
    C. 窝洞周围牙体组织破裂
    D. 修复材料与牙体组织不密合
    E. 治疗时病变组织未去净

36. 龋病最好发的牙位是
    A. 下颌第一磨牙   B. 上颌第一磨牙
    C. 上颌前牙   D. 下颌第二磨牙
    E. 下颌前牙

37. 以下关于主承托区的描述中错误的是
    A. 位于上下颌牙槽嵴顶
    B. 表面有高度角化的复层鳞状上皮
    C. 上皮下有致密的黏膜下层
    D. 能保证义齿不松动
    E. 能承受咀嚼压力

38. 患者因上前牙有洞要求治疗。检查：上颌两中切牙近中邻面龋，冷测一过性敏感，热测同对照牙，去腐后达牙本质深层，该患者牙最佳处理为
    A. 氢氧化钙制剂护髓，光敏树脂充填
    B. 氢氧化钙制剂护髓，玻璃离子水门汀垫底，光敏树脂充填
    C. 氢氧化钙制剂护髓，磷酸锌水门汀充填
    D. 光敏树脂充填
    E. 氢氧化钙制剂护髓，玻璃离子水门汀充填

39. 上颌全口义齿制作腭皱外形的作用主要是
    A. 增加义齿强度
    B. 有利于固位

C. 有利于发音

D. 舒适

E. 美观

40. 中等深度以上的窝洞用银汞合金充填时需要垫底的原因是充填材料
    A. 有牙髓刺激性
    B. 为温度良导体
    C. 具有收缩性
    D. 具有微渗漏
    E. 其中的汞有一定毒性

41. 藻酸盐印模材料从口内取出后应及时灌注模型是因为
    A. 印模材吸水收缩，失水膨胀，体积不稳定
    B. 印模材吸水膨胀，失水收缩，体积不稳定
    C. 时间过长，印模材变硬，不易脱模
    D. 石膏凝固时间长
    E. 材料弹性差

42. 全口义齿合适的磨光面可以
    A. 帮助义齿固位   B. 避免咬颊咬舌
    C. 提高咀嚼功能   D. 使发音清晰
    E. 增加面部丰满度

43. 下面有一项对保健牙刷的描述不正确
    A. 牙刷头小   B. 刷毛顶圆
    C. 牙刷毛软   D. 牙刷头大
    E. 毛束适宜

44. 关于拔牙时患者的体位，错误的是
    A. 拔除上颌智齿时患者头尽量后仰，使上颌牙平面与地面呈60°
    B. 在拔上颌牙过程中应使患者上颌牙平面与地面呈30°
    C. 拔除下颌牙时患者张口时下颌牙平面应与地面平行
    D. 拔除下颌牙时，患者下颌应与术前肘关节在同一高度或稍低
    E. 拔除上颌牙时患者头稍后仰，上颌

牙平面与地面呈45°

出生后3~6个月

45. 选择种植全口义齿一般不必考虑患者的
   A. 脸型   B. 颌弓关系
   C. 颌骨的骨量   D. 颌骨骨密度
   E. 全身情况

46. 改良Widman术的适应证是
   A. 牙周袋深度超过膜龈联合
   B. 不需修整牙槽骨者
   C. 需植骨术者
   D. 牙龈增生
   E. 需要牙槽骨成形术者

47. 固定桥的咬合力主要是通过哪个部分传递到颌骨上
   A. 固位体   B. 桥体
   C. 连接体   D. 基牙
   E. 黏膜

48. 银汞合金的主要成分是
   A. 银、锡、铜、锶
   B. 银、锡、铁、锌
   C. 银、锡、铜、锌
   D. 银、锡、铜、铅
   E. 银、锡、锌、汞

49. 患者男，35岁，6大面积银汞合金充填，远中出现食物嵌塞，要求修复，问诊的时候要了解的问题，除了
   A. 此牙以前的治疗情况
   B. 治疗的效果如何
   C. 牙体缺损的原因
   D. 患者的要求
   E. 在哪里做的汞合金充填

50. 一新生儿，发现左侧完全性唇裂，腭裂，最先实行的手术治疗和治疗时机是
   A. 唇裂修复术，出生后3~6个月
   B. 唇裂修复术，出生后6~12个月
   C. 腭裂修复术，出生后3~6个月
   D. 腭裂修复术，出生后6~12个月
   E. 唇裂修复术和腭裂修复术一起做，

51. 称成釉细胞瘤为临界瘤的原因为
   A. 来源于牙源性上皮
   B. 长得特别大
   C. 瘤体内有牙根吸收
   D. 有局限性浸润生长
   E. 压迫三叉神经引起相应部位麻木

52. 乳牙患龋高峰年龄段为
   A. 2~3岁   B. 3~4岁
   C. 5~6岁   D. 7~8岁
   E. 9~10岁

53. 附着丧失可以表示
   A. 牙周炎炎症程度
   B. 牙龈炎炎症程度
   C. 牙槽骨吸收程度
   D. 牙周组织破坏程度
   E. 牙周炎的诊断指标

54. 以下情况会造成义齿戴用后发音不清，除了
   A. 初戴不适应
   B. 人工牙排列偏舌侧
   C. 腭侧基托过厚
   D. 腭侧基托后缘不密合
   E. 基托后缘过短

55. 青年患者经去骨、劈开拔除右下近中阻生智齿。4天后出现持续性疼痛，并向耳颞部放射，检查见拔牙窝空虚，牙槽骨壁表面有灰白色假膜覆盖。最可能的诊断是
   A. 牙槽突骨折
   B. 拔牙后正常反应
   C. 干槽症
   D. 邻牙在拔牙时受到损伤
   E. 邻牙急性根尖炎

56. 下列哪项不是固定义齿的优点
   A. 𬌗力分散到修复整体
   B. 咀嚼效能高

C. 磨牙少

D. 近似真牙

E. 异物感小

57. 做检查时，可于病变区触及结石的肿瘤是

　　A. 蔓状血管瘤　　　B. 海绵状血管瘤

　　C. 杨梅状血管瘤　　D. 淋巴血管瘤

　　E. 毛细血管瘤

58. 下面哪项不是固定义齿的组成部分

　　A. 桥体　　　　　　B. 基牙

　　C. 固位体　　　　　D. 连接体

　　E. C + D

59. 下列哪一种情况适合于制备邻𬌗洞而不做邻阶

　　A. 邻面中度龋

　　B. 邻面颈部龋

　　C. 邻面龋局限在接触点𬌗侧

　　D. 邻面龋局限在接触点龈侧

　　E. 邻面深龋，无邻牙

60. 菌斑内的矿物质转换主要是菌斑与下列哪项之间的矿物质转换

　　A. 牙釉质　　　　　B. 牙本质

　　C. 牙骨质　　　　　D. 牙髓

　　E. 龈沟液

二、A3/A4 型题：以下提供若干个案例，每个案例下设若干道考题。请根据答案所提供的信息，在每一道考题下面的 A、B、C、D、E 五个备选答案中选择一个最佳答案。

(61~63 题共用题干)

　　女性，32 岁，┌8 垂直低位阻生拟拔除，经下牙槽神经阻滞麻醉后患者随后出现头晕、胸闷、心悸、面色苍白、四肢湿冷无力，脉搏快而弱。

61. 上述症状是

　　A. 肾上腺素反应　　B. 晕厥

　　C. 癔病　　　　　　D. 药物中毒

E. 过敏反应

62. 出现该情况的可能原因中哪项可除外

　　A. 恐惧　　　　　　B. 饥饿

　　C. 疲劳　　　　　　D. 疼痛

　　E. 局麻药直接注入血管

63. 在拔┌8 的过程中可能受损的神经是

　　A. 额神经　　　　　B. 颊神经

　　C. 舌神经　　　　　D. 下牙槽神经

　　E. 下颌神经

(64~66 题共用题干)

　　患者，女性，40 岁，右上后牙 3 日来持续胀痛，1 日来加重，有跳痛。不能咬物。近 2 个月以来，该部位一直食物嵌塞严重。

64. 根据病史，检查时最有可能见到的临床表现是

　　A. 深及牙髓的龋洞与牙龈息肉

　　B. 充血水肿的牙间龈乳头与邻面龋

　　C. 深及根尖的肿痛和患牙龈瘘

　　D. 相应面部的肿痛和患牙龈瘘

　　E. 牙龈红肿与多量的牙石

65. 最有可能的诊断是

　　A. 牙龈乳头炎　　　B. 三叉神经痛

　　C. 急性上颌窦炎　　D. 急性根尖炎

　　E. 急性牙髓炎

66. 首次就诊时最有效的处理方法是

　　A. 开髓引流，龈息肉切除

　　B. 治疗龋齿，龈乳头上药

　　C. X 线片决定存留

　　D. 消炎止痛，患牙 X 线片检查

　　E. 洁治、冲洗、上药

(67~69 题共用题干)

　　患者男，60 岁，糖尿病，21|12 缺失，前牙区牙槽突出，组织倒凹大，此患者如进行活动义齿修复。

67. 牙列缺损分类应为

　　A. 肯氏Ⅰ类　　　　B. 肯氏Ⅱ类

　　C. 肯氏Ⅲ类　　　　D. 肯氏Ⅳ类

E. 肯氏Ⅰ类

68. 第Ⅱ亚类确定义齿就位道，模型应
    A. 向后倾斜　　　B. 向左倾斜
    C. 平放　　　　　D. 向前倾斜
    E. 向右倾斜

69. 如果上前牙区牙槽嵴距下前牙切缘
    1 mm，设计应为
    A. 弹性义齿
    B. 塑料基托活动义齿
    C. 金属基托+前牙金属舌背活动义齿
    D. 1234|4321 固定烤瓷全冠长桥
    E. 种植义齿

(70~78 题共用题干)

患者，男，36 岁，2 个月前因外伤致上前牙脱落。口腔检查：1| 缺失，间隙正常，牙槽嵴无明显吸收。|1 牙冠 1/2 缺损，已露髓，探稍敏感，叩诊阴性，无松动。|2 牙冠良好，叩诊阴性，无松动。上下前牙牙龈轻度红肿，易出血，可见菌斑及牙石。余牙未见异常。

70. 下列哪项不是修复前进行的必要的检查和治疗工作
    A. 前牙区牙片
    B. |1 根管治疗
    C. |2 根管治疗
    D. 牙周洁治术
    E. 取研究模型

71. 最适合的治疗方案是
    A. 覆盖义齿
    B. 桩核与双端固定桥
    C. 桩冠与局部义齿
    D. 根内固定桥
    E. 以上都不是

72. 下列对桩核中桩的描述正确的是
    A. 桩末端距根尖孔 3~5 mm
    B. 桩末端距根尖孔 1~2 mm
    C. 桩可增强根管封闭

D. 桩的直径一般为根横径的 1/2
E. 桩的固位力主要取决于黏固力

73. 下列对桩核牙体预备的描述正确的是
    A. 按金瓷冠预备体的要求进行右上的残冠磨除
    B. 齐龈磨除 |1 的残冠
    C. 牙体预备不应磨除薄壁
    D. 为增强固位可在根管内壁预备倒凹
    E. 以上都不对

74. 1| 设计桩核较设计普通桩冠的优点不包括
    A. 易取得固定桥共同就位道
    B. 固位体边缘密合好
    C. 固定桥损坏后易修改
    D. 固定桥的固位好
    E. 1| 牙根应力分布较好

75. 下列关于 |2 金瓷冠牙体预备的要求正确的是
    A. 切端磨除 2 mm
    B. 唇侧磨除 1 mm
    C. 唇侧龈边缘放龈上
    D. 唇侧龈边缘位于龈沟底
    E. 牙体预备分次磨除

76. 下列关于金瓷冠瓷层的描述正确的是
    A. 不透明瓷至少 0.4 mm
    B. 体瓷厚度一般为 0.5 mm
    C. 金瓷冠的颜色主要靠上色获得
    D. 瓷烧结次数增加则瓷的热膨胀系数增加
    E. 以上都不对

77. 以下关于金瓷固定桥金属桥架的要求，错误的是
    A. 咬合接触最好在瓷面上
    B. 连接体偏舌侧
    C. 金瓷衔接处避开咬合功能区
    D. 尽量增加连接体龈龈厚度
    E. 镍铬合金强度较好

78. 为提高金瓷结合强度，下列要求中不正确的是
    A. 基底冠表面喷砂处理
    B. 瓷的热膨胀系数略小于合金
    C. 基底冠表面不应使用含有机物的磨具打磨
    D. 可在基底冠表面设计倒凹固位
    E. 应去除基底冠表面油污

(79～81题共用题干)

某患者，876|5678 缺失、铸造支架可摘义齿，5|4 RPI 卡环，舌杆大连接体。义齿戴用一周后，主诉义齿压痛、基牙咬合痛。口腔内检查发现：舌系带根部小溃疡，|4 叩（＋），义齿各部分密合，咬合不高。

79. 舌系带根部溃疡的原因是
    A. 义齿的后翘动   B. 义齿摘戴困难
    C. 义齿下沉   D. 舌杆位置过低
    E. 舌杆未缓冲

80. |4 基牙疼痛的原因是
    A. 根尖周炎   B. 受力过大
    C. 牙周病   D. 牙本质过敏
    E. 咬合干扰

81. 基牙疼痛的处理措施是
    A. 牙髓失活   B. 根管治疗
    C. 牙周治疗   D. 调𬌗
    E. 人工牙减径或减数

(82～84题共用题干)

男，30岁，6| 远中邻牙𬌗面龋坏，进行嵌体修复。3天后出现自发性疼痛。

82. 如果检查发现修复体与邻牙平面不一致，牙龈乳头充血水肿。考虑疼痛原因为
    A. 食物嵌塞引起牙龈乳头炎
    B. 咬合创伤
    C. 异种金属微电流刺激
    D. 牙髓炎
    E. 根尖周炎

83. 如果检查中牙体和牙周组织未见明显异常，有大的银汞合金充填物，疼痛原因考虑为
    A. 牙髓炎
    B. 咬合创伤
    C. 牙周炎
    D. 异种金属微电流刺激
    E. 牙龈乳头炎

84. 如果疼痛原因是咬创伤引起的牙周创伤，处理方法是
    A. 进行牙周洁治   B. 口服消炎药物
    C. 调改咬合   D. 进行根管治疗
    E. 拆除嵌体

(85～89题共用题干)

患者，女性，45岁，因左侧面颊部皮肤及左侧舌部黏膜发红、起疱3天，伴剧痛来诊。查体：体温38.5℃，左侧面部皮肤及左侧舌背、颊黏膜可见粟粒大小的密集成片的透明水疱，周围皮肤黏膜可见充血性红斑。化验：红细胞 7.8×10^9/L，中性粒细胞62%，淋巴细胞34%。拟诊断为带状疱疹。

85. 本病例主要病变部位在
    A. 三叉神经第一支
    B. 三叉神经第二支
    C. 三叉神经第三支
    D. 面神经
    E. 颈神经

86. 带状疱疹与单纯疱疹的最主要鉴别点在于
    A. 病因不同   B. 前驱症状不同
    C. 病程长短不同   D. 临床表现不同
    E. 全身症状不同

87. 本病例可发生的最严重的并发症为
    A. 肺炎   B. 脑炎
    C. 结膜炎   D. 角膜炎
    E. 面瘫

88. 你认为此时采取的各项治疗措施中，哪项不合理
    A. 口服抗病毒药物如阿昔洛韦等
    B. 注射聚肌胞
    C. 维生素 B_{12} 500 μg + 维生素 B_1 100 mg 肌内注射，隔日 1 次
    D. 皮肤病损涂炉甘石洗液
    E. 口腔局部封闭地塞米松 + 普鲁卡因

89. 患者曾在外院给予肌内注射青霉素 3 天，局部病损激光照射及口服多种维生素等措施，症状有所改善，但未完全消失，尤其是疼痛症状仍明显。疗效不佳原因是
    A. 未给予支持治疗
    B. 未注射聚肌胞或转移因子
    C. 诊断不正确
    D. 局部未用消炎含漱液
    E. 未给予卡马西平或肌注维生素 B_1 + 维生素 B_{12}

三、B 型题：以下提供若干组考题，每组考题共用在考题前列出的 A、B、C、D、E 五个备选答案。请从中选择一个与问题关系最密切的答案。某个备选答案可能被选择一次、多次或不被选择。

(90 ~ 92 题共用备选答案)
    A. 2% 戊二醛
    B. 0.1% 水洗必泰
    C. 0.5% 醇洗必泰
    D. 甲酚醛
    E. 1% 过氧化氢

90. 可用于口腔内及创口消毒的是
91. 可用于皮肤消毒的是
92. 可用于医疗器械消毒的是

(93 ~ 96 题共用备选答案)
    A. 嵌体
    B. 甲冠
    C. 3/4 冠
    D. 金属全冠
    E. 烤瓷全冠

93. 固位力最差的是
94. 强度最差的是
95. 最美观的是
96. 抗磨性最好的是

(97 ~ 100 题共用备选答案)
    A. 1/4
    B. 1/3
    C. 2/3
    D. 1/5
    E. 1/2

97. 桩的长度一般为根长的
98. 固定桥的基牙牙槽骨吸收不能超过根长的
99. 可保留的牙齿其牙槽骨吸收不能超过根长的
100. 前磨牙鸠尾峡的宽度一般为𬌗面宽度的

专业知识

一、**A1/A2 型题：每一道考试题下面有 A、B、C、D、E 五个备选答案。请从中选择一个最佳答案。**

1. 梅毒牙常见于

   A. $\dfrac{321|123}{321|123}$

   B. $16|61$ 、$\overline{621|126}$

   C. $\dfrac{4321|1234}{4321|1234}$

   D. $\dfrac{54321|12345}{54321|12345}$

   E. $631|136$ 、$\overline{6321|1236}$

2. 以下为充填物折断的常见原因，不正确的是

   A. 洞形的抗力形和固位形不够

   B. 窝洞消毒不严格

   C. 充填材料调制不当

   D. 充填方法不当

   E. 过早承担咬合力

3. 女性，26 岁，口腔溃疡反复发作 3 年，多在月经前出现，每次 1～3 个不等，主要位于唇和舌等部位，疼痛明显，治疗方法为

   A. 全身使用抗生素

   B. 补充多种维生素

   C. 口服雌激素及对症治疗

   D. 注射转移因子

   E. 口腔局部对症治疗

4. 中厚皮片的厚度是

   A. 0.1 mm

   B. 0.2～0.25 mm

   C. 0.8～1.0 mm

   D. 0.35～0.8 mm

   E. 1.2～1.5 mm

5. 吮吸功能异常，翼外肌功能不足，可产生

   A. 牙列拥挤　　　B. 近中错𬌗

   C. 远中错𬌗　　　D. 开𬌗

   E. 牙列间隙

6. 进行牙髓电活力测验时，下列情况可能引起假阳性反应，除了

   A. 探头或电极接触大面积金属修复体或牙龈

   B. 未充分隔湿或干燥受试牙

   C. 根尖尚未发育完全的新萌出牙

   D. 液化性坏死的牙髓

   E. 患者过度紧张和焦虑

7. 皮样囊肿与表皮样囊肿的主要区别是

   A. 皮样囊肿的囊壁中无皮肤附件结构

   B. 表皮样囊肿的囊壁中无皮肤附件结构

   C. 表皮样囊肿的囊壁中有皮肤附件结构

   D. 皮样囊肿不含有角化物

   E. 表皮样性囊肿不含有角化物

8. 患者，男性，26 岁，临床检查时发现该患牙釉质半透明度有改变，可见白垩色不透明区呈不规则牙面分布（≤25%），怀疑为氟牙症，按标准诊断为

   A. 正常　　　　　B. 可疑

   C. 很轻　　　　　D. 轻度

   E. 中度

9. 患者女，30 岁，拔牙，用 2% 利多卡因行下牙槽神经阻滞麻醉口内注射，注入 5 ml 后，出现头晕、胸闷、面色苍白，四肢发冷，BP 110/70 mmHg，P 90 次/分，此时首先应考虑的是

   A. 变态反应　　　B. 中毒

   C. 晕厥　　　　　D. 感染性休克

E. 心脑血管意外

10. 患儿，9 岁，左上侧切牙牙齿变色就
诊。检查：冠折牙本质暴露，牙齿变
色。冷热测无反应，X 线片示根尖喇叭
口，骨硬板不连续，下列各项处理中，
最重要的是

A. 拔髓，不要超出根尖孔

B. 彻底去除根管内感染物质，消除炎
症，保护牙乳头

C. 根管内不要封 FC 等刺激性大的药物

D. 用氢氧化钙糊剂充填不要超填

E. 定期复查更换糊剂

11. 腮腺淋巴结的淋巴液引流到

A. 枕淋巴结　　　　B. 颌上淋巴结

C. 下颌下淋巴结　　D. 颈深上淋巴结

E. 颈深下淋巴结

12. 某男，36 岁，3̲ 缺失，要求固定修复，
口腔检查：5421̲ 基牙，探诊（－），叩
（－），余无异常，修复设计最合理的是

A. 5421̲ 双端固定桥

B. 543̲ 单端固定桥

C. 321̲ 单端固定桥

D. 4321̲ 双端固定桥

E. 432̲ 双端固定桥

13. 一额颞部外伤出血的患者，为了暂时止
血，行压迫止血的合理部位是

A. 耳屏前区域

B. 颈动脉三角区

C. 颈外动脉走行区

D. 下颌下缘与嚼肌附着前缘交界处

E. 下颌角区

14. 咬下唇习惯形成的错𬌗，可能性最小
的是

A. 牙列拥挤　　　　B. 开唇露齿

C. 前牙深覆𬌗　　　D. 牙列间隙

E. 前牙开𬌗

15. 中等深度以上龋，银汞合金充填时需垫
底，其原因为银汞合金有

A. 牙髓刺激性　　　B. 流动性

C. 传导性　　　　　D. 膨胀性

E. 收缩性

16. 某无牙颌患者，男，56 岁，戴义齿 1
周，自诉戴入义齿后恶心、呕吐，其原
因不包括

A. 上颌义齿后缘过长

B. 基托后缘与口腔黏膜不密合

C. 上下前牙接触，而后牙无接触

D. 患者属更年期

E. 人工牙接触面积小

17. 倾斜基牙固定桥取得共同就位道的方
法，错误的是

A. 正畸　　　　　　B. 备牙

C. 改变固位体设计　D. 双套冠

E. 拔除倾斜牙

18. 儿童吮指习惯的诊断性标志是

A. 牙弓狭窄　　　　B. 上颌前突

C. 开唇露齿　　　　D. 后牙反𬌗

E. 手指上有胼胝

19. 某患者，右下后牙咬物不适近 1 年。偶
有咬到某一处时锐痛。检查：右下后牙
未见龋及牙周袋，右下第一磨牙咬合面
近远中向窝沟处深染变宽，越过远中边
缘嵴。冷测一过性敏感。X 线片未见异
常。该牙所患疾病可能性最大的是

A. Turner 牙

B. Hutchinson 牙

C. 牙隐裂

D. 牙釉质发育不全

E. 慢性牙髓炎

20. 某患者舌部裂伤，伴有邻近牙龈和口底
黏膜裂伤，此时清创缝合时，不正确的
一项是

A. 应保持舌的纵行长度

B. 缝合时应避免与口底黏膜和牙龈

粘连

   C. 应用较粗的丝线

   D. 应先缝合口底裂伤

   E. 缝合时应距舌创缘稍远进针

21. 亚砷酸主要的药理作用是
   A. 杀菌作用
   B. 抑菌作用
   C. 收缩毛细血管
   D. 对细胞原生质有毒性作用
   E. 抗免疫作用

22. 上颌第一恒磨牙在下颌第一恒磨牙之前萌出，易形成
   A. 远中错𬌗   B. 近中错𬌗
   C. 牙列拥挤   D. 牙列间隙
   E. 开𬌗

23. 以下关于菌斑组成的描述哪项不正确
   A. 由约80%水和20%固体物质构成
   B. 固体物质中糖类是其主要成分
   C. 蛋白质占菌斑干重的40%～50%
   D. 脂肪占菌斑干重的10%～14%
   E. 菌斑糖类和蛋白质含量有很大变化，取决于个体饮食

24. 焊接时，抗氧化的措施不正确的是
   A. 在有条件的情况下，使用惰性气体保护焊接
   B. 尽量缩短焊接时间
   C. 使用吹管的氧化焰
   D. 及早在焊接区加焊媒
   E. 使用吹管的还原焰

25. 固定义齿的主要固位力不包括
   A. 大气压力   B. 约束力
   C. 黏结力   D. 摩擦力
   E. 反约束力

26. 选择固定桥基牙的最低限度是
   A. 冠根比为1:2   B. 冠根比为2:3
   C. 冠根比为1:1   D. 冠根比为2:1
   E. 冠根比为3:2

27. 患者，女性，21岁，2周前因 6 可复性牙髓炎来院行间接盖髓术，术后冷水敏感加重，叩诊疼痛，近日有自发痛，复诊时应选择的处理方式是
   A. X线检查
   B. 电活力测验
   C. 去暂充物，重新盖髓
   D. 髓病治疗
   E. 不处理，继续观察

28. 患者女，因左侧腮腺肿物行"左侧腮腺浅叶及肿物切除术＋面神经解剖术"，术后3天发现左眼不能闭合，皱眉力弱，额纹存在，眼睑以下无明显面瘫表现。该患者术中可能伤害了
   A. 面神经主干   B. 面神经额支
   C. 面神经颞支   D. 面神经颧支
   E. 面神经上、下颊支

29. 女，12岁，上颌右前磨牙区肿胀1年，X线见界限清楚的放射透光区，内含大小不等的钙化物质。病检见肿物呈囊性，内衬上皮部分类似缩余釉上皮，部分类似成釉细胞瘤，灶性影细胞团块见于衬里上皮内或纤维囊壁内，部分影细胞可发生钙化。最可能的病理诊断是
   A. 单囊型成釉细胞瘤
   B. 牙源性钙化囊肿
   C. 牙源性钙化上皮瘤
   D. 牙源性角化囊性瘤
   E. 牙源性腺样瘤

30. 全口义齿的前牙排列时，通常要求切导斜度为
   A. 5°～10°   B. 10°～15°
   C. 15°～20°   D. 20°～25°
   E. 25°～30°

31. 单侧唇裂整复术的较合适的年龄在
   A. 1～2个月   B. 3～6个月
   C. 1～2岁   D. 3～6岁
   E. 6～8岁

32. 颜面部疖痈受到不恰当处理常并发下列严重并发症，除了
    A. 脓毒血症　　　B. 脑膜炎
    C. 颅内出血　　　D. 败血症
    E. 脑脓肿

33. 患者，男性，67 岁，发现口腔黏膜白色病损4~5年，有粗糙感。吸烟40年，每日吸烟20支。检查见：双颊合线上下白色角化斑块各为 1 cm × 5 cm。该患者最可能的诊断是
    A. 扁平苔藓　　　B. 白色水肿
    C. 白色海绵状斑痣　　D. 白斑
    E. 白色角化病

34. 某患者，疑为腮腺肿物，下列检查项目中不恰当的是
    A. CT　　　　　B. B 超
    C. 腮腺造影　　　D. 针刺吸取活检
    E. 组织切取活检

35. 牙槽突裂手术的目的和要求不包括
    A. 促进上颌骨发育
    B. 为裂隙临近牙提供骨支持
    C. 封闭口鼻漏和前腭裂
    D. 提供稳定的上颌牙弓
    E. 为唇和鼻底提供一个稳定的支架

36. 口腔颌面部发育中唯一发生融合的部位是
    A. 左右侧腭突与鼻中隔
    B. 两下颌突
    C. 下颌突与上颌突
    D. 侧腭突与前腭突
    E. 球状突和上颌突

37. 患者，男，36 岁，查体时发现上颌右侧第二前磨牙近远中邻面有大面积银汞合金充填物，叩诊（－），X 线片显示已行完善根管治疗。最佳的修复方案是
    A. 金属全冠
    B. 金属嵌体
    C. 瓷嵌体
    D. 桩冠＋烤瓷熔附金属全冠
    E. 桩冠＋金属全冠

38. 俗语称"蛤蟆肿"是指
    A. 黏液腺囊肿　　　B. 舌下腺囊肿
    C. 皮样囊肿　　　　D. 表皮样囊肿
    E. 甲状舌管囊肿

39. 以下关于疱疹样口疮的说法不正确的是
    A. 好发于成人
    B. 可反复发作
    C. 好发于婴幼儿
    D. 损害多限于口腔的无角化黏膜
    E. 可伴皮肤损害

40. 1 周前做的 10 例窝沟封闭牙中，有 4 例封闭剂脱落，分析其失败的最主要原因是
    A. 牙面清洁不彻底
    B. 酸蚀面积太小
    C. 酸蚀时间不够
    D. 酸蚀后唾液污染
    E. 光固化的时间太短

41. 颌面部间隙感染化脓局限期称为
    A. 肿块　　　　　B. 结节
    C. 脓肿　　　　　D. 硬结
    E. 包块

42. 患者，女性，20 岁，主要以左侧关节区疼痛和开口受限为主要症状就诊，患者可以指出疼痛在关节区深部，但不能触及。检查见开口中度受限，被动开口度大于自然开口度，上颌结节后上方有压痛，无弹响，开口时下颌偏向左侧。此患者最可能诊断是
    A. 关节囊松弛
    B. 可复性关节盘前移位
    C. 翼外肌功能亢进
    D. 翼外肌痉挛
    E. 骨关节病

43. 颏部的生长，正确的描述是
    A. 颏部是出生就有的
    B. 颏部的突起是由骨的增生形成的
    C. 颏部对侧面外形的影响不大
    D. 无论颏形态如何，只要上前牙是突出，侧面外貌就不和谐
    E. 灵长类中只有人类才具有颏的特征

44. 目前，多主张在什么年龄行腭裂整复术
    A. 6 个月   B. 18 个月左右
    C. 3 岁左右   D. 5 ~ 6 岁
    E. 8 ~ 12 岁

45. 患者女，22 岁，2 周前|3 龋齿引起可复性牙髓炎来院做间接盖髓术，术后冷水敏感加重，因叩诊（＋），偶有夜间钝痛，复诊时的处理方法是
    A. 牙髓治疗   B. 观察不处理
    C. 电活力测验   D. X 线片检查
    E. 换其他盖髓剂

46. 血管神经性水肿的好发部位是
    A. 四肢皮肤
    B. 头面部疏松结缔组织
    C. 外阴部
    D. 胃肠道黏膜
    E. 背部皮肤

47. 牙周炎造成牙齿松动的最主要原因是
    A. 女性激素水平变化
    B. 牙槽骨吸收
    C. 𬌗创伤
    D. 急性炎症
    E. 牙周手术后

48. 下列哪类错𬌗是安氏一类错𬌗的可能性最小
    A. 上牙弓前突   B. 双牙弓前突
    C. 内倾性深覆𬌗   D. 前牙反𬌗
    E. 前牙开𬌗

49. 患者，女性，50 岁，触摸左颊黏膜而引起左额、左下唇电击样剧痛，持续数秒钟，卡马西平治疗有效。该患者诊断可能为
    A. 急性牙髓炎
    B. 下颌骨中央性颌骨癌
    C. 三叉神经第Ⅲ支痛
    D. 三叉神经第Ⅱ支痛
    E. 三叉神经第Ⅱ、第Ⅲ支痛

50. 患者，女性，41 岁，牙龈出血 1 个月，无明显疼痛。检查：43|间颊侧龈乳头见一椭圆形增生物，有蒂，探查易出血，未及龈下牙石。X 线片示，43|间骨密度减低。最可能的诊断为
    A. 牙龈炎   B. 牙龈瘤
    C. 牙龈增生   D. 龈乳头炎
    E. 青春期龈炎

51. 可摘局部义齿取印模时，托盘与牙弓内外侧的间隙为
    A. 1 ~ 2 mm   B. 2 ~ 3 mm
    C. 3 ~ 4 mm   D. 4 ~ 5 mm
    E. 5 ~ 6 mm

52. 不锈钢是指铬的含量为
    A. 3% 以上   B. 5% 以上
    C. 10% 以上   D. 12% 以上
    E. 15% 以上

53. 全口义齿塑料基托的厚度一般为
    A. 0.5 ~ 1.0 mm   B. 1.0 ~ 1.5 mm
    C. 1.5 ~ 2.0 mm   D. 2.0 ~ 2.5 mm
    E. 2.5 ~ 3.0 mm

54. 患儿男，8 岁，两下中切牙萌出 2/3，两下侧切牙萌出 1/3，远中面与乳尖牙近中面重叠 2 mm，萌出间隙不足，轻度拥挤。两侧下颌第一恒磨牙萌出 2/3。此患儿治疗措施是
    A. 观察
    B. 拔除乳尖牙
    C. 拔除第一乳磨牙
    D. 活动矫治器矫治

E. 固定矫治器开展间隙

55. 半固定桥又称为
    A. 应力中断式固定桥
    B. 单端固定桥
    C. 悬臂固定桥
    D. 固定可摘联合固定桥
    E. 完全固定桥

56. 患者左上第一前磨牙 3 天来遇甜酸痛，无其他不适。查见4近中边缘嵴约小米大小透暗色区，建议充填用材料是
    A. 复合体   B. 复合树脂
    C. 银汞合金   D. 磷酸锌水门汀
    E. 玻璃离子水门汀

57. 患者，女性，24 岁，有 1 周牙痛史，现下颌下区有一 2 cm 大小的肿块，质中偏软，有反复发作史，抗感染治疗有效，诊断为
    A. 下颌下腺腺淋巴瘤
    B. 下颌下腺多形性腺瘤
    C. 下颌下腺淋巴结炎
    D. 下颌下腺恶性肿瘤
    E. 下颌下间隙感染

58. 影响下颌骨骨折移位的最主要因素是
    A. 骨折线方向和倾斜角
    B. 咀嚼肌的牵拉作用
    C. 骨折段是否有牙
    D. 骨折的部位
    E. 外力的大小和方向

59. 急性坏死性龈口炎首选的漱口水是
    A. 0.05% 洗必泰液
    B. 0.25% 金霉素液
    C. 0.1% 利凡诺液
    D. 3% 双氧水或 0.05% 高锰酸钾液
    E. 1% ~2% 普鲁卡因液

60. 解剖式人工牙的牙尖斜度是
    A. 0°   B. 15°
    C. 5°   D. 30°

E. 40°

二、A3/A4 型题：以下提供若干个案例，每个案例下设若干道考题。请根据答案所提供的信息，在每一道考题下面的 A、B、C、D、E 五个备选答案中选择一个最佳答案。

(61~65 题共用题干)

患者，男，13 岁，面部检查，无明显的异常，覆盖 4 mm，4|4 和 4|4 开𬌗，磨牙轻远中关系，牙弓无拥挤，上前牙略前突，尖牙弓。下前牙直立，4 个第三磨牙牙胚存在，有伸舌习惯。

61. 此患者开𬌗的原因可能是
    A. 遗传   B. 牙齿缺失
    C. 佝偻病   D. 口腔不良习惯
    E. 以上都不是

62. 对此患者的首要治疗目标是
    A. 排齐前牙
    B. 矫治口腔不良习惯
    C. 矫治上颌的形态异常
    D. 矫治下颌的形态异常
    E. 协调上下咬合关系

63. 矫治选择
    A. 固定矫治器   B. 活动矫治器
    C. 功能性矫治器   D. 正颌外科
    E. 以上都不是

64. 如进行常规固定正畸治疗，需如何进行拔牙设计
    A. 拔除 4 个第一前磨牙
    B. 拔除上颌两个第一前磨牙和下颌两个第二前磨牙
    C. 拔除下颌两个第一前磨牙和上颌两个第二前磨牙
    D. 拔除上颌两个第一前磨牙和下颌两个第三磨牙
    E. 拔除 4 个第三磨牙牙胚

65. 在排齐整平阶段常配合使用

A. 小平面导板

B. 斜面导板

C. 双侧后牙𬌗垫矫治器

D. Ⅱ类牵引

E. 下颌垂直颌间牵引

（66~67题共用题干）

女，28岁，主诉：牙龈长一"肿瘤"2个月，并慢慢增大，无痛。瘤体表面糜烂。

66. 最应询问的病史是

A. 家族史

B. 慢性肝炎史

C. 不良刷牙方法

D. 服用硝苯地平史

E. 妊娠史

67. 若诊断为孕瘤，下列治疗措施中，不正确的一项是

A. 教正确的刷牙方法

B. 及时应用抗生素治疗

C. 若影响进食，可在妊娠的第4~6个月切除

D. 尽量在分娩后切除

E. 去除不良修复体

（68~70题共用题干）

患者，男，36岁，因半年来右下第一磨牙咬合面深龋洞不能咬物而就诊。1周前已做一次垫底银汞充填，1天前出现自发痛，冷热痛持续，不能咬物。查：右下第一磨牙咬合面充填体完整，叩痛（＋），冷测引起剧痛。

68. 该患牙充填后出现的问题是

A. 牙本质过敏症

B. 可复性牙髓炎

C. 急性牙髓炎

D. 慢性牙髓炎急性发作

E. 急性根尖炎

69. 其原因最可能为

A. 备洞对牙髓刺激

B. 充填时垫底不良

C. 充填后电流作用

D. 充填前诊断错误

E. 充填材料的刺激

70. 该患牙的处理应为

A. 调磨后观察   B. 改垫底材料

C. 改充填材料   D. 做安抚治疗

E. 行牙髓治疗

（71~72题共用题干）

患者，男，45岁，半年来左侧后牙咬合痛。检查发现左侧后牙无龋坏牙，6︱Ⅰ度松动，叩痛（＋），冷测痛（＋），颊侧近中窄而深牙周袋10 mm，X线片见近6︱中根管中下段突然均匀增宽，远中根牙槽骨未见吸收。

71. 最可能的诊断为

A. 牙周脓肿

B. 急性化脓性牙髓炎

C. 慢性溃疡性牙髓炎

D. 牙根纵裂

E. 急性根尖脓肿

72. 患牙的最佳处理方案是

A. 牙周刮治   B. 根管治疗

C. 牙半切术   D. B＋C

E. 拔除患牙

（73~77题共用题干）

患者，男，12岁，4个第一磨牙远中关系，前牙Ⅲ度深覆𬌗，Ⅱ度深覆盖，下切牙咬在上牙腭侧龈组织，上前牙有散在间隙，上颌A区侧切牙舌向错位，下颌闭合道接近正中合时后退。面中1/3轻度前突，面下1/3较短。

73. 对此患者应诊断为

A. 安氏Ⅰ类错𬌗

B. 安氏Ⅱ类Ⅰ分类错𬌗

C. 安氏Ⅱ类Ⅱ分类错𬌗

D. 安氏Ⅲ类错𬌗

E. 牙列轻度拥挤

74. 根据错殆畸形的病因学分类，此患者为
    A. 牙型错殆　　　　B. 骨型错殆
    C. 功能型错殆　　　D. 混合型错殆
    E. 以上都不是

75. 对此患者的矫治设计最可行的是
    A. 非拔牙
    B. 拔除双侧下颌第一双尖牙
    C. 拔除双侧下颌第二双尖牙
    D. 拔除上颌第一双尖牙和下颌第二双
       尖牙
    E. 拔除下切牙

76. 最不应采用的矫治器为
    A. 活动矫治器　　　B. 垫矫治器
    C. Herbst 矫治器　　D. Activator 矫治器
    E. 直丝弓矫治器

77. 若用固定矫治，可采用的最佳辅助装
    置是
    A. 上颌殆垫
    B. 口外弓
    C. 上颌平面导板
    D. 上颌斜面导板
    E. 下颌殆垫

(78~81 题共用题干)

    患者男，60 岁，7 天前因感冒发热，口
服磺胺类抗生素，1 天后出现口腔糜烂，疼
痛剧烈。查体：舌背及软腭可见大面积糜烂
区，覆盖较厚的灰白色假膜，周围充血。

78. 临床诊断最有可能是
    A. 白塞病
    B. 血管神经性水肿
    C. 疱疹性龈口炎
    D. 药物过敏性口炎
    E. 系统性红斑狼疮

79. 治疗药物过敏性口炎的首要措施是
    A. 给予肾上腺皮质激素
    B. 给予肾上腺素
    C. 给予维生素 C

    D. 停用可疑致敏药物
    E. 给予抗组胺药物

80. 相较于多形性红斑，药物过敏性口炎的
    特征为
    A. 病损较深
    B. 出现皮肤损害的概率较小
    C. 疼痛较为剧烈
    D. 病程较长
    E. 好发于青壮年

81. 此患者在以后的用药中，除禁用磺胺
    外，下列哪一种药物也应慎重
    A. 安眠镇静药　　　B. 青霉素
    C. 维生素　　　　　D. 普鲁卡因
    E. 利尿剂

(82~87 题共用题干)

    患者，女性，22 岁，4 天前因劳累出
现左侧下后牙龈胀痛，进食吞咽时加重，
昨日起出现局部自发性跳痛，面部肿胀，
张口受限，伴发热。检查：左侧颊部肿胀，
局部皮温增高，压痛明显。肿胀局限于咬
肌前缘处，并及凹陷性水肿。张口度约二
指。左下颌第三磨牙近中低位阻生，牙龈
瓣覆盖其上，充血肿胀，并见糜烂，挤压
局部少量脓液溢出。同侧第一磨牙前庭沟
丰满充血，压痛存在，第一磨牙叩诊
(－)，无松动，无龋坏，未及牙周袋。

82. 该患者最有可能的诊断是
    A. 左侧第三磨牙冠周炎
    B. 左侧第一磨牙牙槽脓肿
    C. 左侧第一磨牙牙周脓肿
    D. 左侧第三磨牙牙龈炎
    E. 左下颌磨牙后区牙龈溃烂继发感染

83. 该患者第一磨牙颊侧前庭沟处肿胀原
    因为
    A. 根尖脓肿
    B. 牙周脓肿
    C. 根尖囊肿继发感染
    D. 第三磨牙冠周脓肿扩散引起

E. 颊间隙感染引起

84. 该患者左颊部皮肤肿胀原因最有可能是
    A. 反应性水肿
    B. 颊间隙感染
    C. 颌上淋巴结炎
    D. 局部皮肤感染
    E. 咬肌间隙感染

85. 左侧第一磨牙前庭沟肿胀处理方法应为
    A. 及时切开引流
    B. 面部切开引流
    C. 拔除左侧下颌第一磨牙
    D. 咬肌间隙切开引流
    E. 口服抗生素，局部可不处理

86. 对于诊断为"第Ⅱ类近中位颊侧移位阻生"的智齿，错误的描述是
    A. 阻生智齿偏向正常牙列中线的颊侧
    B. 阻生智齿大部分位于下颌升支内
    C. 阻生智齿的长轴向近中倾斜
    D. 阻生智齿的最高点低于𬌗平面
    E. 阻生智齿的最高点高于第二磨牙颈部

87. 该患者待急性炎症控制后的治疗应以下列哪一项为主
    A. 拔除左侧下颌第三磨牙
    B. 下颌骨死骨刮除术
    C. 左侧下颌第三磨牙做牙髓治疗
    D. 左侧下颌第三磨牙做牙周治疗
    E. 继续抗感染治疗

(88~90题共用题干)

患者，女，13岁，面中1/3略突，面下1/3高度正常，上颌前牙舌倾，下前牙直立，磨牙轻远中关系，上颌拥挤4 mm，下颌拥挤1 mm。

88. 对此患者的诊断可能为
    A. 上下牙列轻度拥挤
    B. 安氏一类错𬌗
    C. 安氏二类Ⅰ分类错𬌗

D. 安氏二类Ⅱ分类错𬌗
    E. 安氏三类错𬌗

89. 根据错𬌗畸形的病因学分类，此患者可能为
    A. 牙性错𬌗
    B. 功能性错𬌗
    C. 骨性下颌后缩
    D. 骨性上颌前突
    E. 以上都不是

90. 对此病人的矫治设计最可行的是
    A. 非拔牙
    B. 拔除双侧上颌第一双尖牙
    C. 拔除上颌第一双尖牙和下颌第二双尖牙
    D. 拔除上颌第二双尖牙和下颌第二双尖牙
    E. 拔除上颌第二双尖牙

三、B型题：以下提供若干组考题，每组考题共用在考题前列出的A、B、C、D、E五个备选答案。请从中选择一个与问题关系最密切的答案。某个备选答案可能被选择一次、多次或不被选择。

(91~94题共用备选答案)
    A. 伸舌吞咽
    B. 口呼吸
    C. 偏侧咀嚼
    D. 咬下唇习惯
    E. 咬上唇习惯

91. 引起前牙梭形开𬌗的是

92. 引起上牙弓狭窄，腭盖高拱是

93. 引起上前牙前突，下颌后缩，深覆𬌗的是

94. 引起前牙反𬌗的是

(95~98题共用备选答案)
    A. 牙髓治疗后仍有钝痛，温度刺激痛
    B. 发病急，疼痛剧烈
    C. 牙龈经常肿痛，近1个月来隐隐自发痛，冷热刺激痛加重
    D. 常在下午出现自发隐痛
    E. 咬物撕裂样疼痛

95. 急性牙髓炎的疼痛症状是

96. 慢性牙髓炎的疼痛症状是

97. 逆行性牙髓炎的疼痛症状是

98. 隐裂牙的疼痛症状是

(99～100 题共用备选答案)

    A. 间隙分析

    B. Moyers 预测法

    C. Bolton 指数分析

    D. 颌曲线的曲度分析

    E. Pont 指数分析

99. 定量评价牙列的拥挤程度用

100. 评价上下牙齿大小的协调性用

专业实践能力

一、A3/A4 型题：以下提供若干个案例，每个案例下设若干道考题。请根据答案所提供的信息，在每一道考题下面的 A、B、C、D、E 五个备选答案中选择一个最佳答案。

（1～2 题共用题干）

患儿，女，8 岁，右上前牙自发痛，无法咬物 1 周，加重 2 天。检查：右上侧切牙舌侧窝深龋洞，探软，Ⅱ度松动，叩（＋＋），牙龈充血，根尖区扣痛。X 线片显示右上侧切牙牙根形成 2/3，根尖区根周膜增宽，骨硬板不连续。

1. 主诉牙病因可能是
   A. 不刷牙造成菌斑感染
   B. 畸形舌窝龋齿，牙髓感染
   C. 外伤造成牙髓感染
   D. 长期咬合创伤
   E. 牙周袋逆行感染

2. 治疗方法选择
   A. 拔除
   B. 龋齿充填术
   C. 根管治疗
   D. 冠髓切断术
   E. 根尖诱导成形术

（3～5 题共用题干）

患者，男，25 岁，上前牙区反复出现脓包就诊，查体 6 牙体变色，颊侧见一小脓点，按压少量脓液流出，舌面见充填物，X 线片见根尖区阴影，根中 1/3 高密度不透光物，诊断为慢性根尖周炎，器械分离。

3. 临床操作中哪项不是避免出现器械分离的方法
   A. 规范操作
   B. 严格选择根管预备器械
   C. 润滑根管

D. 使用大号器械探查根管
   E. 术前拍 X 线片

4. 该患者最佳的处理方法是
   A. 拔除患牙   B. 超声取出器械
   C. 反复根管换药   D. 应用抗生素
   E. 根尖手术

5. 如上诉处理方法不成功，考虑采用何种治疗手段
   A. 超声取出器械   B. 拔除患牙
   C. 根尖手术   D. 应用抗生素
   E. 反复根管换药

（6～8 题共用题干）

患儿男，11 岁，因牙齿排列不齐要求正畸治疗，检查发现前牙拥挤。

6. 适于观察混合牙列乳恒牙交替情况的是
   A. 曲面体层
   B. 上颌侧位体层
   C. 上颌后前位体层第一磨牙层
   D. 上颌前位体层翼突层
   E. 下颌体腔

7. 如果拍片时发现颌骨体内边缘清楚的卵圆形致密影，直径 2～4 mm，与牙根无关，应诊断为
   A. 内生骨疣   B. 牙瘤
   C. 牙骨质瘤   D. 致密性骨炎
   E. 根尖肉芽肿

8. 如果拍片时发现颌骨体内边缘清楚的卵圆形致密影附着于下颌磨牙牙根部，周围可见环状密度减低的影像，应诊断为
   A. 内生骨疣   B. 根尖囊肿
   C. 真性牙骨质瘤   D. 致密性骨炎
   E. 根尖肉芽肿

（9～10题共用题干）

女性，62岁，口腔黏膜反复起疱糜烂7个月。查体：上下唇颊侧牙龈散在数个小水疱，直径2～3 mm，疱壁较厚，部分水疱已经破溃，可见残余灰白色疱壁，揭起疱膜可见红色溃疡面，探针不能探入溃疡面周围黏膜下，左颊部可见瘢痕形成。

9. 根据上述临床表现，临床诊断最可能的是
   A. 天疱疮
   B. 大疱性类天疱疮
   C. 瘢痕性类天疱疮
   D. 黏膜血泡
   E. 多形性红斑

10. 除上述临床表现外，此类患者可能出现的症状或体征不包括
   A. 结膜炎
   B. 睑球粘连
   C. 面部皮肤出现张力性水疱
   D. 胸腹部皮肤出现松弛性水疱
   E. 尼氏征阴性

（11～14题共用题干）

患者右腮腺区恶性肿瘤，行局部扩大切除及胸大肌皮瓣修复，其术区未与口腔相通。

11. 此创口类型属于
   A. 污染创口　　B. 延期愈合创口
   C. 感染创口　　D. 无菌创口
   E. 一期愈合创口

12. 考虑缝合后，其引流物的放置应为
   A. 放置引流物，局部加压包扎即可
   B. 应放置24～48小时引流，必要时延至72小时以上
   C. 暂不放置引流物，以后根据创口愈合情况考虑是否放置引流物
   D. 引流物放置于皮下即可，不必置于较深层部位
   E. 引流物放置可从任意方向放入，不

必考虑重力和体位因素

13. 创口的术后处理，应该是
   A. 每日至少打开1次敷料，观察创口情况
   B. 除拔除引流物外，拆线前至少还要换两次
   C. 一般不宜打开敷料观察，但其创口也可早期暴露
   D. 主要根据病人的主观感觉，判断是否存在感染
   E. 无明显的感染现象，不必全身预防性的使用抗生素

14. 创口未发生感染，其拆线应该在术后
   A. 4天
   B. 5天全部拆完
   C. 5天间断拆线至7天拆完
   D. 8～10天拆除
   E. 由于行组织瓣修复组织，拆线延至14天

（15～16题共用题干）

男，38岁，$\overline{6}$缺失，$\overline{5}$近远中大面积银汞合金充填物，无松动，X线显示已行完善的根管治疗；$\overline{7}$未见明显的牙体牙髓及牙周病变。

15. 如果患者要求固定义齿修复，但$\overline{5}$牙冠剩余牙体薄弱，最佳的处理措施是
   A. $\overline{567}$烤瓷固定桥
   B. $\overline{4567}$烤瓷固定桥
   C. $\overline{5}$行桩核恢复后，$\overline{567}$烤瓷固定桥
   D. $\overline{567}$金属固定桥
   E. $\overline{5}$行桩核恢复后，$\overline{567}$金属固定桥

16. 如果患者要求可摘局部义齿修复，对$\overline{5}$的最佳处理方法是
   A. 去除银汞合金后树脂充填
   B. 金属嵌体
   C. 金属全冠
   D. 全瓷冠
   E. 瓷嵌体

(17～19 题共用题干)

男性，50岁，左侧舌缘中份溃疡2个月，查体：左侧舌缘中份可见 0.8 cm×1.0 cm 大小不规则溃疡，边缘轻度隆起，色泽灰白，局部触之稍硬，触痛不明显。

17. 根据上述临床表现，最不可能的诊断是
    A. 褥疮性溃疡
    B. 癌性溃疡
    C. 结核性溃疡
    D. 重型阿弗他溃疡
    E. 轻型阿弗他溃疡

18. 除舌缘溃疡外，还应重点检查
    A. 口腔黏膜色泽　　B. 唾液量
    C. 口腔卫生状况　　D. 肺部X线片
    E. 口内有无残根残冠或不良修复体

19. 有助于排除癌性溃疡的检查是
    A. 内分泌检查　　B. 头颅X线
    C. 外周血象　　D. 组织活检
    E. 核素扫描

(20～22 题共用题干)

女，57岁，因口眼干燥，伴双侧腮腺反复肿大5年，牙齿块状脱落3年来诊。患者5年来，出现明显口眼干燥，吞咽固体食物困难，眼泪液分泌也明显减少，曾有4次双腮反复肿痛史。曾在外院检查：抗SSA抗体（+），双角膜荧光染色阳性。口腔检查：口腔黏膜干燥，粘口镜，口底唾液池无，挤压双腮、双颌下腺可见少量而黏稠的唾液流出。舌背黏膜发红，呈典型的"牛肉样舌"。

20. 该病例最可能的诊断是
    A. 腮腺良性肥大　　B. 舍格伦综合征
    C. 白塞病　　D. 类天疱疮
    E. 史－约综合征

21. 本病的组织病理学特征为
    A. 基底细胞液化变性
    B. 上皮内疱形成
    C. 导管周围灶性淋巴细胞浸润

D. 出现胶样小体
E. 腺体周围慢性炎症

22. 根据目前的病情，首先考虑的治疗措施为
    A. 口眼干燥的对症治疗
    B. 抗生素
    C. 糖皮质激素
    D. 非甾体类抗炎药
    E. 羟氯喹

(23～26 题共用题干)

女，70岁，牙列缺失已有8年，有2次全口义齿修复史。因咀嚼效能较差，上腭硬区经常疼痛，下颌义齿固位力差，要求重做修复。检查：上下颌牙列缺失，下颌牙槽嵴吸收明显呈低平，唇颊沟较浅，黏膜红肿，上颌隆突明显。当口腔处于休息状态时，义齿固位尚好，张口时下颌义齿易松动脱位，侧向运动时上颌义齿易松动脱位，息止殆间隙为 2 mm。

23. 上颌义齿侧向运动松动脱位可能原因是
    A. 基托组织面与黏膜不密合
    B. 基托边缘伸展不够
    C. 基托边缘过厚
    D. 上颌硬区形成支点
    E. 唇颊系带区缓冲不够

24. 下颌义齿易松动脱位原因是
    A. 基托唇颊侧边缘过长
    B. 基托舌系带区缓冲不够
    C. 基托远中舌侧边缘过长
    D. 基托磨光面外形不好
    E. 基托组织面与黏膜不密合

25. 修改上颌义齿松动脱位可采用的措施为
    A. 唇颊系带区作缓冲
    B. 上颌硬区支点处缓冲
    C. 基托组织面重衬（自凝树脂）
    D. 基托边缘修整
    E. 基托边缘修补达伸展区

26. 修改下颌义齿松动脱位可采用的措施为
    A. 舌系带区作缓冲
    B. 基托磨光面重作修整
    C. 基托组织面加衬
    D. 基托远中舌侧边缘修整
    E. 基托唇颊侧边缘修整

(27~28 题共用题干)

患者，18 岁，在治疗其他牙时，发现 2 畸形舌侧窝深，可卡探针，温度测试同对照牙。

27. 该牙的处理应为
    A. 不治疗
    B. 预防性充填
    C. 直接盖髓术
    D. 活髓切断术
    E. 根管治疗

28. 该疾病发病机制是
    A. 釉质发育不良
    B. 药物结合到牙组织
    C. 牙本质结构不良
    D. 发育期牙胚受损
    E. 成釉器卷叠

(29~33 题共用题干)

患者，男，21 岁，下颌呈相对后退位，下颌角大，口唇闭合呈现口唇肌肉紧张。深覆𬌗Ⅲ度，覆盖 7 mm，磨牙远中咬合关系，上颌拥挤 4 mm，ANB 为 8°，SNA 为 81°，下颌无拥挤，下前牙略唇倾，Spee 曲线曲度 3 mm。

29. 此患者的治疗方案首先考虑
    A. 正畸正颌外科联合矫治
    B. 非拔牙治疗
    C. 拔牙治疗
    D. 功能矫治
    E. 双期治疗

30. 对此患者的非手术治疗方案应为
    A. 不拔牙矫治
    B. 拔除 4 个第一双尖牙
    C. 拔除 4|4 和 5|5
    D. 拔除上颌 2 个第一双尖牙

    E. 拔除 4 个第二双尖牙

31. 此患者在整平 Spee 曲线时，不宜采用下列哪项措施
    A. 辅弓
    B. 节段弓
    C. J 钩
    D. 上颌斜面导板
    E. 以上都不是

32. 此患者的支抗要求是
    A. 轻度支抗
    B. 中度支抗
    C. 强支抗
    D. 不要求支抗
    E. 以下颌为支抗

33. 整平 Spee 曲线需要间隙为
    A. 1 mm
    B. 2 mm
    C. 3 mm
    D. 4 mm
    E. 5 mm

(34~35 题共用题干)

如 8765| 缺失，|43 重度楔状缺损，Ⅱ度松动。X 线片显示：根尖病变，牙周膜增宽，牙槽骨吸收 1/2。

34. |43 最佳处理方案是
    A. 拔除
    B. 充填楔状缺损
    C. 截冠
    D. 分别桩冠修复
    E. 联冠修复

35. 如果要保留 |43，治疗方案是
    A. |43 根管治疗并修复，然后可摘局部义齿修复缺失牙
    B. |43 经根管治疗、牙周治疗并修复，然后可摘局部义齿修复缺失牙
    C. |43 经牙周治疗后，然后可摘局部义齿修复缺失牙
    D. 可摘局部义齿修复缺失牙后，根管治疗并修复 |43
    E. 可摘局部义齿修复缺失牙后，根管治疗、牙周治疗并修复 |43

(36~40 题共用题干)

患者男，60 岁，舌背白色斑块 1 年，无疼痛。查体：舌背中份可见 2 cm×2 cm 大小白色斑块，略高出黏膜表面，触之稍

粗糙，周围黏膜未见明显异常。

36. 临床诊断最有可能是
    A. 口腔扁平苔藓
    B. 口腔白色角化病
    C. 口腔白斑
    D. 真菌性口炎
    E. 口腔红斑

37. 该病的分型不包括
    A. 萎缩型　　　　B. 斑块型
    C. 皱纸型　　　　D. 疣状型
    E. 溃疡型

38. 对该病的描述，不正确的是
    A. 病理改变多有上皮异常增生
    B. 分为均质型与非均质型两大类
    C. 发病与吸烟有关
    D. 除伴有溃烂时，一般无疼痛
    E. 不会转化为癌

39. 下列治疗措施中，一般不应考虑的是
    A. 维 A 酸软膏局部涂搽
    B. 去除刺激因素
    C. 口服维生素 A
    D. 口服抗生素
    E. 定期严密复查

40. 与该病同为癌前病变的是下列哪一项
    A. 口腔扁平苔藓
    B. 口腔白色角化病
    C. 白色海绵状斑痣
    D. 盘状红斑狼疮
    E. 口腔红斑病

(41～43 题共用题干)

某患者，因车祸颌面部损伤 2 小时急诊，伤后无昏迷史和呕吐史，检查：神志清楚，脉弱速，无呼吸困难，$\overline{2|2}$ 多个牙可整体摇动，后牙咬合正常，无张口受限，舌前 1/3 裂伤，出血明显，口底肿胀。

41. 抢救措施首先是
    A. 严密观察颅脑损伤

B. 气管切开
C. 局部止血
D. 立即静脉补液
E. 应用抗菌药物和 TAT

42. 止血有效的方法是
    A. 结扎颈外动脉
    B. 压迫出血侧颈总动脉
    C. 纱布压迫止血
    D. 行清创缝合术
    E. 注射止血药

43. 最可能的骨折部位是
    A. 上颌骨　　　　B. 下颌骨
    C. 牙槽骨　　　　D. 下颌颏正中部
    E. 下颌颏孔区

(44～46 题共用题干)

患者，男，66 岁，全口义齿初戴时，前伸咬合时，前牙接触而后牙不接触。

44. 患者使用该义齿可能会出现的问题是
    A. 咬颊　　　　　B. 发音不清
    C. 固位不良　　　D. 咀嚼无力
    E. 黏膜压痛

45. 出现该现象的原因可能是
    A. 髁导斜度过大
    B. 牙尖斜度过小
    C. 切导斜度过大
    D. 补偿曲线曲度过大
    E. 补偿曲线曲度过小

46. 临床选磨的部位是
    A. 上牙尖远中斜面
    B. 下牙尖远中斜面
    C. 下前牙切端唇斜面
    D. 上牙舌尖
    E. 下牙舌尖

(47～48 题共用题干)

患者，男性，40 岁，2 周来右侧后牙咬物不适，冷水引起疼痛。近 2 日，夜痛影响睡眠，并引起半侧头面部痛，痛不能定

位。检查时见右侧上、下第一磨牙均有咬合面龋洞。

47. 根据患者疼痛的性质，患牙最可能诊断是

    A. 急性牙髓炎　　　B. 急性冠周炎

    C. 牙龈乳头炎　　　D. 三叉神经痛

    E. 急性中耳炎

48. 为确定牙位进行的一项检查是

    A. 探诊　　　　　　B. 叩诊

    C. 松动度　　　　　D. 温度测验

    E. X 线片检查

（49～50 题共用题干）

    女性，63 岁，口腔黏膜烧灼痛半年，自行服用大量抗生素后，觉病情加重，查体：舌背丝状乳头萎缩，舌背光滑绛红，唾液黏稠。

49. 临床诊断最有可能是

    A. 病毒性口炎　　　B. 萎缩性舌炎

    C. 口腔梅毒　　　　D. 口腔红斑病

    E. 充血型口腔扁平苔藓

50. 患者自诉曾行胃大部切除术，舌炎最有可能是由于缺乏下列哪种物质所致

    A. 叶酸　　　　　　B. 维生素 B_2

    C. 维生素 B_{12}　　　D. 铁

    E. 烟酸

二、案例分析题：以下提供若干个案例，每个案例下设若干个提问，请根据题干所提供的信息和提示信息，在每题下面的备选答案中选出全部正确答案。正确答案可能为一个或多个，根据选项的重要性而得分权重不同，选对正确答案得分，选错答案扣分，直至扣至本问得分为 0（注：案例分析题答题在机考中不可逆，即答完一问后不能返回修改）。

（51～54 题共用题干）

    患者，女性，40 岁，下唇糜烂反复发作 3 个月。检查：下唇红糜烂剥脱，有血痂。

51. 可能的诊断是

    A. 扁平苔藓

    B. 慢性糜烂性唇炎

    C. 盘状红斑狼疮

    D. 多形性红斑

    E. 复发性阿弗他溃疡

    F. 以上都是

52. 如左下唇红及右舌腹发现树枝状白纹，可能的诊断是

    A. 扁平苔藓

    B. 慢性糜烂性唇炎

    C. 盘状红斑狼疮

    D. 多形性红斑

    E. 苔藓样变

    F. 天疱疮

53. 如口内也有大面积糜烂，且手背出现多个红斑，中央有水疱，可能的诊断是

    A. 扁平苔藓　　　　B. 天疱疮

    C. 过敏性口炎　　　D. 多形性红斑

    E. 球菌性口炎　　　F. 以上都是

54. 治疗唇部糜烂正确的方法是

    A. 避免刺激，戒除烟酒，忌食辛辣食物

    B. 局部注射泼尼松龙混悬液

    C. 抗生素软膏

    D. 激素类软膏

    E. 局部湿敷

    F. 口服泼尼松

（55～58 题共用题干）

    患者，男性，43 岁，主诉舌发白 6 个月，逐渐加重。检查：双侧舌缘白色斑块 1 cm×2 cm 大小，毛绒状，不能被擦去。

55. 此症状可能是哪种病的口腔表现

    A. Ramsay - Hunt 综合征

    B. 莱氏综合征

    C. 史 - 约综合征

    D. 获得性免疫缺陷综合征

E. 色素沉着 – 肠息肉综合征

F. Addison 病

56. 必须进一步做何检验以明确诊断

    A. 肝、肾功能检验

    B. HIV 抗体检测

    C. 免疫球蛋白抗体检验

    D. 抗 "O" 抗体检测

    E. 10% KOH 直接涂片

    F. 血沉

57. 该种疾病的病原体可能存在于

    A. 血液

    B. 精液、子宫和阴道分泌物

    C. 唾液

    D. 尿液

    E. 脑脊液

    F. 羊水

58. 该种疾病的口腔表现可能还有

    A. 口腔念珠菌病

    B. 口腔疱疹

    C. 牙周病变

    D. 复发性阿弗他溃疡

    E. 唾液腺疾病

    F. 非霍奇金淋巴瘤

(59 ~ 63 题共用题干)

患者，男性，45 岁，右上后牙突发搏动性疼痛，牙龈出血，发热，口腔有异味。有长期吸烟史。口腔检查显示 $\overline{76}$ 颊侧牙龈红肿、光亮，且有波动感，有深牙周袋，牙体有叩痛和Ⅰ度松动，无明显龋蚀。

59. 为明确诊断，应做的辅助检查是

    A. X 线片检查   B. 牙体透照法

    C. 牙髓活力测验   D. 干扰检查

    E. 血常规检查   F. 尿常规

60. 假如 X 线片示牙槽骨嵴吸收，牙髓活力测验正常，引起疼痛的主要病因可能是

    A. 急性牙龈脓肿

    B. 急性牙周脓肿

C. 急性根尖周脓肿

D. 急性龈乳头炎

E. 急性坏死溃疡性龈炎

F. 右上颌窦炎

61. 假如 X 线片示牙槽骨嵴吸收，牙髓活力测验正常，应采取的治疗包括

    A. 无望保留的牙，控制急性炎症后拔牙

    B. 自牙周切开引流

    C. 抗生素治疗

    D. 调𬌗

    E. 根管治疗

    F. 控制急性炎症后进行去除局部刺激因素，包括洁治、刮治、根面平整等

    G. 控制急性炎症后进行手术治疗

62. 若采用正确的应急处理后 3 天复诊，$\underline{6|}$ 根分叉可用探针水平穿过，但仍被牙龈覆盖，根分叉病变属

    A. 无病变

    B. Ⅰ度根分叉病变

    C. Ⅱ度根分叉病变

    D. Ⅲ度根分叉病变

    E. Ⅳ度根分叉病变

    F. Ⅴ度根分叉病变

63. $\underline{6|}$ 根分叉病变为Ⅲ度，可采用的治疗方法不包括

    A. 截根术

    B. 翻瓣术

    C. 半牙切除术

    D. 根向复位瓣术

    E. 分根术

    F. 龈上洁治

    G. 龈下刮治、根面平整

(64 ~ 67 题共用题干)

患者，男性，78 岁，临床义齿试戴时发现上唇丰满度、𬌗平面合适，下颌后退，前牙水平开𬌗 2 mm。诉旧义齿已戴用 10 年，因咀嚼效率不佳，外形不佳重做义齿。

64. 开𬌗原因是
   A. 排牙有误
   B. 颌位记录时下颌前伸
   C. 颌位记录时下颌后退
   D. 颌位记录时下颌偏斜
   E. 试牙时下颌后退
   F. 年长者颞下颌关节囊过松

65. 此时最合理的处理是
   A. 保留开𬌗状态上𬌗架，重排下颌牙
   B. 边试戴，边排牙颌，在临床纠正开𬌗
   C. 拆除全部人工牙，重做颌位记录
   D. 拆除下颌人工牙，重做颌位记录
   E. 拆除上颌人工牙，重做颌位记录
   F. 拆除下颌后牙，重做颌位记录
   G. 待义齿完成后作选磨处理

66. 不是用来确定水平颌位关系的方法是
   A. 肌监控仪法
   B. 哥特式弓描记法
   C. 吞咽咬合法
   D. 卷舌后舔法
   E. 后牙咬合法
   F. 利用息止颌位垂直距离减去息止颌间隙的方法

67. 与核对颌位关系是否正确不相关的检查是
   A. 正中咬合时，基托是否有移动
   B. 大张口时义齿是否脱落
   C. 正中咬合时上下中线是否一致
   D. 正中咬合时指感颞肌收缩

   E. 正中咬合时髁突触诊
   F. 咀嚼肌肌电图分析

(68 ~ 70 题共用题干)

患者，男性，72 岁，1 年来经常因触摸左侧下唇而诱发左下后牙区和面颊部阵发性剧痛。近 3 个月发作频繁，间歇期缩短，疼痛剧烈难忍。

68. 该患者初步诊断为原发性三叉神经痛，但还应进行神经功能检查，包括
   A. 三叉神经分布区皮肤与黏膜的触、温、痛觉
   B. 角膜反射
   C. 腭反射
   D. 施墨（Schirmer）试验
   E. 咀嚼肌运动功能检查
   F. 体位试验

69. 目前用于治疗原发性三叉神经痛的主要药物包括
   A. 头孢拉定   B. 卡马西平
   C. 苯妥英钠   D. 维生素 B_{12}
   E. 泼尼松   F. 地西泮

70. 如患者接受半月神经节射频温控热凝术，术后可能产生的并发症包括
   A. 角膜反射减退
   B. 口干
   C. 咀嚼无力
   D. 相应部位皮肤感觉麻木
   E. 面肌抽搐
   F. 牙松动

冲刺试卷三

基础知识

一、A1/A2 型题：每一道考试题下面有 A、B、C、D、E 五个备选答案。请从中选择一个最佳答案。

1. 下列哪一项属于正常咀嚼周期的特征
   A. 牙咬合接触时，下颌运动无明显的瞬间停止
   B. 咀嚼周期形态不稳定
   C. 咀嚼周期速度变化大
   D. 运动中没有节律
   E. 轨迹面具有似滴泪水的形态

2. 一般情况下不需要治疗的疾病是
   A. 沟纹舌   B. 白斑
   C. 创伤性溃疡   D. 腺周口疮
   E. 多形红斑

3. 下列关于乳磨牙髓腔的描述哪个是错误的
   A. 乳磨牙髓室顶 – 舌径大于近 – 远中径
   B. 乳磨牙通常有三个根管
   C. 上颌乳磨牙根管分为颊侧近、远中根管和舌侧根管
   D. 下颌乳磨牙根管分为近中颊、舌侧根管和远中根管
   E. 下颌第二乳磨牙有时出现 4 个根管

4. 下列复合树脂性能特点中，正确的是
   A. 复合树脂具有聚合体积收缩的特性，可导致边缘裂缝
   B. 复合树脂与牙齿之间有较强的粘结性能，不会造成边缘裂缝
   C. 复合树脂的溶解性大，修复体在口腔内易被唾液溶解掉
   D. 填料含量越多，强度越低
   E. 复合树脂的耐磨性能与银汞合金相同

5. 关于吸烟对牙周组织的影响，下列哪种说法是正确的
   A. 吸烟增强了中性粒细胞的趋化和吞噬功能
   B. 吸烟增加了血清 IgG、IgM 和 SIgA
   C. 吸烟降低局部氧张力，有利于某些致病菌的生长
   D. 吸烟抑制破骨细胞的活性
   E. 吸烟与牙槽骨的吸收程度无关

6. 金属烤瓷修复体的烤瓷材料的热膨胀系数应该比烤瓷合金的热膨胀系数
   A. 略小   B. 略大
   C. 一样   D. 大小都可以
   E. 越大越好

7. 畸形中央尖最常发生于哪个牙
   A. 上颌第一前磨牙
   B. 下颌第一前磨牙
   C. 上颌第二前磨牙
   D. 下颌第二前磨牙
   E. 下颌第一磨牙

8. 以下说法正确的是
   A. 出生时关节盘及髁突表面软骨中均有血管分布
   B. 出生时仅关节盘中有血管分布
   C. 出生时仅髁突表面软骨中有血管分布
   D. 关节盘中终生有血管分布
   E. 髁突表面软骨中终生有血管分布

9. 游走性舌炎的病损常为
   A. 菱形   B. 盘形
   C. 蝶形   D. 地图形
   E. 长形

10. Vita Lumin Vacuum 选色顺序一般是
    A. 亮度、饱和度、色调
    B. 色调、饱和度、亮度

C. 饱和度、色调、亮度

D. 色调、亮度、饱和度

E. 亮度、色调、饱和度

11. 患者女，50 岁，5残留颊侧冠，牙体变色，6重度磨损，过敏严重，较佳的治疗方案是

A. 5根管治疗后全冠修复，6殆面激光脱敏

B. 56根管治疗后分别全冠修复

C. 5根管治疗后，56联冠修复

D. 5根管治疗后，6全冠修复

E. 5根管治疗后，3/4 冠修复，6脱敏治疗

12. 属于临界瘤的是

A. 多形性腺瘤

B. 高分化黏液表皮样癌

C. 圆柱瘤

D. 舍格伦综合征

E. 沃辛瘤

13. 大连接体的主要作用是

A. 保护口腔内软组织

B. 连接义齿各部分成一整体

C. 形态美观

D. 增加义齿固位与稳定

E. 提高义齿使用效率

14. 下列牙尖交错位下颌中线偏左时可能的情况不包括

A. 左侧髁突偏后

B. 右侧髁突偏后

C. 双侧髁突都有移位

D. 牙位与肌接触位不一致

E. 双侧咀嚼肌功能不协调

15. 目前抗压强度最大的充填材料是

A. 磷酸锌黏固粉

B. 聚羧酸锌黏固粉

C. 银汞合金

D. 复合树脂

E. 玻璃离子黏固粉

16. 面部表情肌支配神经为

A. 舌咽神经   B. 面神经

C. 舌神经   D. 舌下神经

E. 三叉神经

17. 在近髓端和近表面牙本质小管的数目比约为

A. 1:1   B. 1:4

C. 4:1   D. 1:8

E. 8:1

18. 患者男，45 岁，7残冠，铸造金属全冠修复粘固后修复体边缘龈组织易出血，其原因不可能是

A. 修复体轴壁聚合度不良

B. 冠边缘过长

C. 边缘抛光不良

D. 嵌塞食物压迫

E. 龈组织过敏

19. 牙菌斑内的细菌可产生酶破坏牙周组织，除外

A. 透明质酸酶   B. 蛋白酶

C. 弹性蛋白酶   D. 水解酶

E. 胶原酶

20. 下列哪项不是慢性龈缘炎的临床表现

A. 牙龈充血肿胀

B. 探诊龈沟出血

C. 龈沟深度超过 3 mm

D. 牙周附着丧失

E. 无牙槽骨吸收

21. 下面哪项不是间接固位体的功能

A. 防止游离端义齿殆向脱位

B. 平衡作用

C. 增加义齿美观及对称性

D. 防止义齿摆动

E. 分散殆力

22. 上颌第一磨牙的斜嵴是由

A. 近中颊尖三角嵴和远中舌尖三角嵴

相连形成

 B. 近中舌尖三角嵴和远中颊尖三角嵴相连形成

 C. 近、远中舌尖三角嵴相连形成

 D. 近、远中颊尖三角嵴相连形成

 E. 近中舌尖和近中颊尖三角嵴相连形成

23. 口腔颌面部间隙的正确定义为

 A. 正常情况下颌面部各组织之间存在的间隙

 B. 颌面部肌肉和涎腺之间存在的间隙

 C. 正常情况下颌面部各组织之间解剖结构上的潜在间隙

 D. 颌面部各间隙之间无沟通

 E. 颌面部间隙感染不易扩散

24. 下列哪项不属于大疱性类天疱疮与天疱疮鉴别的要点

 A. 无棘层松解

 B. 形成张力性大疱

 C. 形成上皮下疱

 D. 多见于青年男性

 E. 免疫荧光直接法检测新鲜黏膜标本，可见基底膜区有一连续细长荧光带

25. 下面哪个是牙髓感染的特有病原菌

 A. 放线菌 B. 真杆菌

 C. 牙髓卟啉菌 D. 韦荣菌

 E. 消化链球菌

26. 新分泌釉质基质所含矿物质仅占矿化物总量的

 A. 15%～20% B. 25%～30%

 C. 35%～40% D. 45%～50%

 E. 55%～60%

27. 关于唇部血管、淋巴管及神经描述哪项是错误的

 A. 唇部血液供应来自颌外动脉

 B. 唇部的感觉神经和运动神经来自上、下颌神经

 C. 静脉血经面静脉回流

 D. 上唇的淋巴引流较为广泛

 E. 下唇中部的淋巴管可交叉到对侧

28. 与烤瓷冠桥牙本质和切端层中出现气泡无关的因素是

 A. 在瓷粉混合时有杂质

 B. 烧烤时升温速度过快，抽真空速率过慢

 C. 不透明层有气泡

 D. 牙本质层瓷层过厚

 E. 烤瓷炉密封圈处有异物，影响真空度

29. 一患者颏部被钝器打击后，出现双侧后牙早接触，前牙开𬌗，双侧颞下颌关节区肿胀疼痛，可能的诊断为

 A. 双侧颞颌关节急性前脱位

 B. 双侧髁突颈骨折

 C. 双侧升颌肌群痉挛

 D. 双侧关节盘穿孔破裂

 E. 双侧翼外肌痉挛

30. 影响口腔 pH 的因素不包括

 A. 牙石

 B. 牙菌斑

 C. 唾液的缓冲能力

 D. 摄入食物的种类

 E. 细菌发酵碳水化合物

31. 牙拔除术的绝对禁忌证是

 A. 血友病 B. 慢性肝炎

 C. 高血压 D. 冠心病

 E. 急性白血病

32. 氟斑牙是一种特殊的

 A. 牙釉质发育不全

 B. 牙形态发育异常

 C. 牙本质发育异常

 D. 牙骨质发育不全

 E. 牙齿萌出的异常

33. 有关固定桥基牙描述不正确的是

 A. 易获得共同就位道

B. 牙周牙槽骨的吸收不能超过 1/2

C. 牙根的吸收不能超过 1/2

D. 牙冠形态好

E. 死髓牙能作为基牙

34. 在𬌗堤上画出的口角线为

A. 上颌侧切牙远中标志线

B. 上颌尖牙远中标志线

C. 下颌尖牙远中标志线

D. 上颌第一前磨牙远中标志线

E. 下颌第一前磨牙远中标志线

35. 口腔颌面部化脓性感染致病菌可为

A. 产气荚膜杆菌　　B. 结核杆菌

C. 螺旋体　　　　　D. 放线菌

E. 大肠埃希菌

36. 下列那一项不是腭护板的功能

A. 减轻或消除颌骨偏斜

B. 改善语音

C. 有利于进食和吞咽

D. 盖住伤口，防止伤口感染

E. 减轻手术对患者的心理冲击

37. 活髓牙全冠修复应采用的黏固剂是

A. 自凝塑料

B. 热凝塑料

C. 磷酸锌黏固剂

D. 玻璃离子黏固剂

E. 环氧树脂黏固剂

38. 当口角歪斜时，是因为面神经的哪支受损

A. 颊支　　　　　　B. 下颌缘支

C. 颈支　　　　　　D. 颧支

E. 颞支

39. 釉质中的有机质多分布在以下结构中，除了

A. 釉板　　　　　　B. 釉丛

C. 釉梭　　　　　　D. 釉柱间质

E. 釉质牙本质界

40. 乳牙常见的萌出顺序为

A. A→B→C→D→E

B. A→B→D→C→E

C. A→B→C→E→D

D. A→B→D→E→C

E. A→C→B→D→E

41. 下颌角在生长发育中，可因人种、年龄、性别等而有所不同。12 岁时恒牙咬合完成时，下颌角为

A. 140°~160°　　B. 130°~140°

C. 120°~125°　　D. 100°~110°

E. 90°~100°

42. 坏疽性口炎的发病原因可能是

A. 口腔卫生不良　　B. 维生素缺乏

C. 局部创伤　　　　D. 病毒感染

E. 细菌感染

43. 关于拔牙器械的描述哪项是错误的

A. 牙挺由挺刃和柄两部分组成

B. 牙挺工作原理包括杠杆原理和轮轴原理两种

C. 使用牙挺各种工作原理应单独使用，避免综合

D. 牙钳由钳喙、钳柄和关节构成

E. 使用牙钳拔牙因力量易控制，故无需进行保护

44. 牙釉质龋分层与牙本质龋分层中名称相同的是

A. 暗层　　　　　　B. 表层

C. 透明层　　　　　D. 细菌侵入层

E. 病损体部

45. 有关正常张口度的简易测量正确的是

A. 检查者示指、中指末节的宽度

B. 检查者示指、中指、环指三指中节的宽度

C. 被检查者示指、中指、环指三指末节的宽度

D. 被检查者示指、中指、环指三指中

节的宽度

E. 被检查者除拇指外的任意三指宽度

46. 以下哪种情况不会影响面部外形的对称性
    A. 偏侧咀嚼　　B. 牙列缺损
    C. 牙列缺失　　D. 后牙早失
    E. 单个牙牙体缺损

47. 以下对牙颈曲线的描述哪个是错误的
    A. 牙颈缘在牙冠各轴面均呈弧形曲线
    B. 颈曲线在唇颊面成凸向𬌗缘方的弧线
    C. 颈曲线在近中面呈凸向𬌗缘方的弧线
    D. 颈曲线在远中面呈凸向𬌗缘方的弧线
    E. 颈曲线在舌面呈凸向根方的弧线

48. 下列关于上颌中切牙的论述哪一个是错误的
    A. 近中缘较直，远中缘略突
    B. 近中切角近似直角
    C. 从侧面看切嵴在牙体长轴的舌侧
    D. 牙根为粗壮的单根
    E. 根尖较直或略偏远中

49. 下列细菌中不引起特异性感染的是
    A. 破伤风杆菌　　B. 结核菌
    C. 梅毒螺旋体　　D. 放线菌
    E. 大肠埃希菌

50. 切牙乳头又称腭乳头，是哪个神经的麻醉处
    A. 鼻腭神经
    B. 腭前神经
    C. 上牙槽前神经
    D. 上牙槽中神经
    E. 上牙槽后神经

51. 唾液不具有下列哪种性质
    A. 黏稠液体
    B. 比重较水大

C. pH 范围在 6.0～7.9
D. 晨起时多呈弱碱性
E. 渗透压随分泌率变化

52. 磷酸锌水门汀应用于牙体缺损的垫底和修复体黏结是因为
    A. 对牙髓无刺激
    B. 不溶于唾液
    C. 该物质可导电、导热
    D. 可渗入牙体和修复体细微结构中，形成一定机械嵌合力
    E. 该物质可导电、导热

53. 髁突在其最后位，在其铰链运动的范围内的最上位，称为
    A. 𬌗位
    B. 颌位
    C. 牙尖交错位（IGP）
    D. 下颌后退接触位（RCP）
    E. 下颌姿势位（MPP）

54. 通常哪一牙齿的根尖距上颌窦下壁最近
    A. 上颌第一前磨牙
    B. 上颌第二前磨牙
    C. 上颌第一磨牙
    D. 上颌第二磨牙
    E. 上颌第三磨牙

55. 多形性腺瘤的好发部位依次是
    A. 腭腺、腮腺、舌下腺、颌下腺
    B. 腮腺、腭腺、颌下腺、舌下腺
    C. 腮腺、颌下腺、唇腺、腭腺
    D. 颌下腺、腭腺、腮腺、唇腺
    E. 腮腺、舌下腺、颌下腺、腭腺

56. 口角的正常位置约相当于
    A. 侧切牙与尖牙之间
    B. 尖牙与第一双尖牙之间
    C. 第二双尖牙与第一磨牙之间
    D. 第二双尖牙与第一双尖牙之间
    E. 第二磨牙与第一磨牙之间

57. 对建立正常的咬合关系起重要作用，应

尽量保留，避免拔除的牙是
A. 尖牙   B. 第一前磨牙
C. 第二前磨牙   D. 第一磨牙
E. 第二磨牙

58. 对诊断梅毒无特异性的检查是
A. 螺旋体检查
B. 华氏试验
C. 康氏试验
D. 絮状沉淀玻片法
E. 外周血常规白细胞计数

59. 某患者晨起发现刷牙时右侧口角漏水，照镜发现右侧口角下垂、眼睑闭合不全。就诊后查体：右侧口腔颊、舌及口底黏膜较对侧干燥，无光泽；右侧舌前2/3味觉较对侧迟钝，听力较对侧差，Schirmer试验发现右侧泪液分泌少于对侧。该患者面神经损害的部位可能在
A. 茎乳孔以外
B. 鼓索与镫骨肌神经节之间
C. 膝状神经节
D. 膝状神经节以上
E. 镫骨肌神经节与膝状神经节之间

60. 下列哪个不是固定桥结构的应力集中区
A. 连接体处
B. 牙槽嵴顶
C. 基牙根尖处
D. 桥体龈端下的骨突
E. 骨组织内固定桥的旋转中心

61. 牙釉质中无机盐占总重量的
A. 3%   B. 30%
C. 50%   D. 70%
E. 97%

62. 所谓"管间侧支"是指
A. 相邻细小分支
B. 根管与根管间的交通支
C. 垂直于主根管的分支
D. 主根管分支贯穿牙本质和牙骨质达

牙周膜
E. 根管在根尖部分歧

63. 流行病学统计，女性发病多于男性的有
A. 白斑   B. 盘状红斑狼疮
C. 龋病   D. 地图舌
E. 牙龈癌

64. 在石膏模型上制作后堤区时，最宽处的宽度为
A. 1 mm   B. 3 mm
C. 5 mm   D. 8 mm
E. 10 mm

65. 国际牙科联合会系统用两位数记录牙位。左下区乳牙的表示数字为
A. 4   B. 5
C. 6   D. 7
E. 8

66. 关于下颌第一恒磨牙，错误的描述是
A. 拔除时以颊舌向摇动为主，最后向颊侧脱位
B. 多分为两根，即近中根和远中根
C. 两根的颊舌径较大彼此平行略向远中弯曲
D. 有时可分为三根，即远中根分为远中颊根及远中舌根
E. 患牙牢固时，可先用牙挺以颊舌侧骨板为支点挺松后再拔除

67. 在口腔中被视为细菌微生态环境的是
A. 软垢   B. 唾液
C. 龈沟液   D. 牙菌斑
E. 釉质表面的获得性膜

68. 细胞能主动吸收 Na^+，排出 K^+，转运水，改变唾液渗透压者为
A. 闰管   B. 纹管
C. 排泄管   D. 浆液性腺泡
E. 黏液性腺泡

69. 上颌第一磨牙各根管口的形态是
A. 近颊根管口较圆

B. 若近颊根分为颊、舌两根管口时，两根管口较扁

C. 近颊根管的舌侧根管口距舌侧根管最近

D. 远颊根管口较扁

E. 舌侧根管口较窄

70. 备洞时，下列哪些措施容易造成对牙髓的损害
   A. 用锋利的器械
   B. 连续操作
   C. 用水冷却
   D. 不向髓腔方向施压
   E. 间断操作

71. 咀嚼肌力由大到小排列应为
   A. 颞肌最大，嚼肌次之，翼内肌最小
   B. 颞肌最大，翼内肌次之，嚼肌最小
   C. 嚼肌最大，颞肌次之，翼内肌最小
   D. 嚼肌最大，翼内肌次之，颞肌最小
   E. 翼内肌最大，嚼肌次之，颞肌最小

72. 釉柱新生线可见于
   A. 恒尖牙   B. 恒切牙
   C. 前磨牙   D. 第一恒磨牙
   E. 第二恒磨牙

73. 有关氟的矿化作用描述不正确的是
   A. 促进牙齿形态发育
   B. 增加牙釉质的抗酸性
   C. 干扰菌斑内微生物的新陈代谢
   D. 促进新萌牙齿成熟
   E. 促进深龋的再矿化

74. 以下哪项是固定桥最重要的支持基础
   A. 牙槽骨   B. 牙周膜
   C. 牙龈   D. 结合上皮
   E. 黏膜

75. 下述下颌第二磨牙牙根名称中哪一组是正确的
   A. 近中颊根、远中颊根、舌根
   B. 近中颊根、远中颊根、远中舌根

C. 近中根、远中颊根、远中舌根

D. 近中舌根、远中舌根、颊根

E. 近中根、远中根

76. 下列说法不属于临床上换药适应证的是
   A. 去除引流物，疑有血肿形成或感染
   B. 创口渗透血较多，或者大量分泌物溢出
   C. 手术后至拆线前常规进行的步骤
   D. 敷料松脱或过紧，伤口剧痛
   E. 观察创口或皮瓣情况

77. 上颌骨单侧部分缺损的无牙颌患者，欲行种植体固位的义颌，最理想的种植部位是
   A. 剩余前上颌区
   B. 上颌结节
   C. 剩余上颌体后部牙槽突
   D. 颧区骨组织
   E. 硬腭骨组织

78. 牙本质中胶原主要为
   A. I 型   B. II 型
   C. III 型   D. IV 型
   E. V 型

79. 关于牙周病患者的全身病史，哪一项不准确
   A. 牙周治疗必须在全身疾病控制下才能进行
   B. 有助于牙周病病因的全面分析
   C. 全身疾病改变对治疗的反应
   D. 提醒医生对特殊病人采取特殊治疗
   E. 全身疾病改变牙周组织对局部刺激的反应

80. 固定桥金属底冠翘动的原因不可能为
   A. 尚未完全就位
   B. 与邻牙触点太紧
   C. 取模后印模在灌模前放置过久
   D. 备牙时聚合度太大
   E. 制作中发生变形或者损伤石膏模型

81. 铸造全冠预备时，颈部肩台及轴壁正常

聚合角要求

A. 无肩台、0°

B. 0.5～0.8 mm、2°～5°

C. 0.8～1.5 mm、2°～5°

D. 0.8～1.5 mm、6°～10°

E. 1.5～2.0 mm、6°～10°

82. 牙釉质表面主要的无机物为

A. 铁和锌　　　B. 钙和磷

C. 镁和钠　　　D. 氟和氯

E. 碳和磷酸钙矿物质

83. 上颌切牙开髓时，应由舌面窝向颈部方位钻入的原因是

A. 近远中径近切嵴处髓腔最宽

B. 横切面髓腔呈圆三角形

C. 横切面髓腔唇侧比舌侧宽

D. 在牙颈部附近髓腔唇舌径最大

E. 根管粗、直，根尖孔大

84. 银焊属于

A. 高熔合金　　　B. 中熔合金

C. 低熔合金　　　D. 锻制合金

E. 焊合金

85. 釉梭是

A. 钙化不良的釉柱

B. 膨大的釉丛

C. 成牙本质细胞埋入釉质中

D. 釉柱的畸变

E. 成牙本质细胞胞浆的末端膨大

86. 龈沟液中含量最高的抗体是

A. SIgA　　　B. IgA

C. IgG　　　D. IgM

E. 没有特定抗体含量高

87. 在初级口腔预防保健中，口腔自我保健方法中没有

A. 刷牙　　　B. 漱口

C. 牙周洁治　　　D. 牙龈按摩

E. 牙间清洁

88. 下颌神经属于

A. 运动神经

B. 感觉神经

C. 交感神经

D. 副交感神经

E. 混合神经

89. 菌斑指数与软垢指数的相同点是

A. 只考虑龈缘处菌斑厚度

B. 不估计牙面菌斑的面积

C. 检查前先漱口

D. 吹干牙面后检查

E. 使用镰形探针

90. 下列关于牙冠各面的论述错误的是

A. 牙冠接触唇黏膜的一面称为唇面

B. 牙冠接触颊黏膜的一面称为颊面

C. 牙冠接近舌的一面称为舌面

D. 牙冠发生咬合接触的一面称为𬌗面

E. 两个邻面中，接近中线的一面称为近中面，远离中线的一面称为远中面

二、B型题：以下提供若干组考题，每组考题共用在考题前列出的 A、B、C、D、E 五个备选答案。请从中选择一个与问题关系最密切的答案。某个备选答案可能被选择一次、多次或不被选择。

(91～93题共用备选答案)

A. 1 mm　　　B. 2 mm

C. 0～3 mm　　　D. 0.15～0.38 mm

E. 0.05～0.38 mm

91. 牙周膜的厚度为

92. 生物学宽度约为

93. 正常龈沟的深度为

(94～96题共用备选答案)

A. 根钳拔除

B. 牙挺取根

C. 翻瓣去骨拔除

D. 不予拔除

E. 延期拔除

以下情况应采取的治疗措施为

94. ⌐6 骨性粘连，根尖病变，低位上颌窦，近远中颊根折断于龈下

95. ⌐8 高位阻生，双根，远中根折断约 3 mm，根尖无病变

96. ⌐5 残根断面位于龈上约 1 mm

（97～98 题共用备选答案）

    A. 单臂卡环   B. 双臂卡环

    C. 间隙卡环   D. Ⅰ杆卡环

    E. T 形卡环

97. 具有支持作用的卡环为

98. 与基牙接触面积最小的卡环为

（99～100 题共用备选答案）

    A. 上颌第一双尖牙

    B. 上颌第二双尖牙

    C. 下颌中切牙

    D. 下颌第一磨牙

    E. 下颌第二磨牙

99. 近中根有 90% 含有双根管的牙为

100. 牙根有 30% 含有双根管的牙为

相关专业知识

一、**A1/A2 型题：每一道考试题下面有 A、B、C、D、E 五个备选答案。请从中选择一个最佳答案。**

1. 以下关于前牙烤瓷熔附金属冠瓷层的描述中正确的是
   A. 不透明瓷用于切端
   B. 瓷厚度一般为 0.5 mm
   C. 瓷烧结次数增加则瓷的热膨胀系数增加
   D. 冠的颜色主要靠表面上色获得
   E. 瓷层越厚越好

2. 颌凸角越大，说明
   A. 上颌相对突度越小
   B. 上颌相对下颌后缩
   C. 上颌相对突度越大
   D. 下颌相对突度越大
   E. 下颌相对突度越小

3. 需重新制作义齿的是
   A. 正中关系明显错误
   B. 义齿固位差
   C. 前牙咬切功能差
   D. 下颌隆突处压痛
   E. 说话及大开口时义齿脱落

4. 患者，男性，38 岁，拔除右上颌第二磨牙时牙根进入上颌窦。扩大创口后取出断根，局部形成一 5 mm×8 mm 的瘘口，其最佳处理方法是
   A. 填塞明胶海绵
   B. 填塞碘仿纱条
   C. 暂不处理待其自行愈合
   D. 行上颌窦瘘修补术
   E. 应行上颌窦根治术

5. 试戴时检查邻面接触点是否合适最好用

   A. 探针
   B. 金属薄片
   C. 纸片
   D. 牙线
   E. 松动度

6. 应用舌杆时下颌前牙舌侧龈缘到舌系带附着的距离（口底深度）不应小于
   A. 3 mm
   B. 5 mm
   C. 8 mm
   D. 10 mm
   E. 15 mm

7. 妊娠期龈炎出现症状多见于妊娠后
   A. 1~2 个月
   B. 2~3 个月
   C. 3~4 个月
   D. 4~5 个月
   E. 5~6 个月

8. 下列不属于智齿冠周炎症状的有
   A. 张口受限
   B. 磨牙后区肿胀
   C. 局部自发性跳痛，伴放射痛
   D. 下唇麻木感
   E. 全身不适、发热等

9. 固定桥制作应在拔牙后
   A. 半个月
   B. 1 个月
   C. 3 个月
   D. 6 个月
   E. 1 年

10. 治疗牙周病的常用含漱剂是
    A. 0.17%~0.2%氯己定溶液
    B. 3%双氧水溶液
    C. 2%~3%碳酸氢钠溶液
    D. 5.25%的次氯酸钠溶液
    E. 2%氯胺 T 溶液

11. 根管口是指
    A. 髓室和根管的交界处
    B. 根管末端的开口处
    C. 髓腔的开口处
    D. 髓室的开口处

E. 根管的开口处

12. 眶下孔的表面解剖标志在
    A. 眶下缘中点下约 0.5 cm 处
    B. 眶下缘下约 1.5 cm 处
    C. 眶下缘外 1/3 和中 1/3 交界处
    D. 眶下缘中 1/3 和内 1/3 交界处
    E. 眶下缘中点和口角连线的中点

13. 治疗急性牙周脓肿，最不必要的是
    A. 使用足量的抗生素和止痛剂
    B. 脓肿切开引流
    C. 降低咬合
    D. 进行翻瓣术
    E. 用口腔含漱剂改善局部环境

14. 上颌前牙的远中向倾斜角度为
    A. 中切牙 = 侧切牙 = 尖牙
    B. 中切牙 > 侧切牙 > 尖牙
    C. 中切牙 > 类牙 > 侧切牙
    D. 侧切牙 > 尖牙 > 中切牙
    E. 尖牙 > 侧切牙 > 中切牙

15. 患者，男，35 岁，因急性根尖周炎行
    根管治疗，开始 1 周症状明显缓解，因
    工作出差不能及时就诊，3 个月期间换
    了 3 次 FC 封药，第 3 次封药后症状加
    重，主要应考虑的原因可能是
    A. 感染没有控制
    B. 药效丧失
    C. 药物半抗原作用
    D. 机体抵抗力降低
    E. 操作中带入新感染

16. 人类建𬌗过程是从
    A. 恒切牙萌出时开始直到第三磨牙萌
       出才完成
    B. 乳牙萌出时开始直到第三磨牙萌出
       才完成
    C. 乳牙萌出时开始直到第二乳磨牙萌
       出才完成
    D. 恒牙萌出时开始直到 18 岁才完成

E. 乳牙萌出时开始直到 18 岁才完成

17. 脓肿切开引流目的不包括
    A. 排出脓液以达消炎解毒目的
    B. 减少局部疼痛肿胀
    C. 预防窒息发生
    D. 预防并发边缘性骨髓炎
    E. 切取组织送检

18. 易与三叉神经痛混淆的是
    A. 急性牙髓炎   B. 慢性牙髓炎
    C. 慢性尖周炎   D. 牙本质敏感症
    E. 急性牙乳头炎

19. 牙内陷最严重的情况是
    A. 畸形舌侧窝   B. 牙中牙
    C. 畸形舌侧尖   D. 畸形舌根面沟
    E. 锥形牙

20. 下颌全口义齿基托边缘不宜伸展的区
    域是
    A. 舌侧翼缘区后部   B. 颊侧翼缘区
    C. 远中颊角区   D. 下颌隆突区
    E. 下颌舌骨嵴区

21. 作为固定桥的基牙，必须是
    A. 活髓牙
    B. 牙体组织健康，完整无缺
    C. 牙周组织健康
    D. 基牙排列正常无倾斜
    E. 基牙不能咬合过紧

22. 在社区开展口腔健康调查的目的不正确
    的是
    A. 掌握口腔健康基线资料
    B. 将来评估预防项目时可以对比
    C. 了解人群口腔患病状况
    D. 设计预防项目的需要
    E. 计算机统计资料的需要

23. 男，50 岁，756|6 缺失，8|前倾，与
    对颌牙接触不良，余牙正常，设计牙支
    持式义齿时，8|上卡环应如何设计
    A. 三臂卡环

B. 三臂卡环，并扩大支托，恢复其咬合

C. 圈形卡环

D. 圈形卡环，并扩大支托，恢复其咬合

E. 倒钩长环，并扩大支托，恢复其咬合

24. 以下对无牙颌印模范围的要求哪项不正确
    A. 包括整个牙槽嵴
    B. 边缘伸展到唇、颊、舌沟处
    C. 上颌后缘伸展到腭小凹处
    D. 上两侧后缘伸展到翼上颌切迹
    E. 下颌后缘盖过磨牙后垫

25. 属于牙源性囊肿的是
    A. 球上颌囊肿
    B. 始基囊肿
    C. 鼻唇囊肿
    D. 上颌正中囊肿
    E. 腮裂囊肿

26. 有中间基牙的多单位固定桥，近中末端无基牙，其称为
    A. 双端固定桥
    B. 种植体固定桥
    C. 半固定桥
    D. 复合固定桥
    E. 黏结固定桥

27. 检查牙隐裂的方法是
    A. 视诊探诊
    B. 叩诊咬诊
    C. 碘酊染色
    D. 温度测验
    E. X 线检查

28. 从牙颈部横切面观根管口大而圆的是
    A. 下颌第一磨牙近中根
    B. 下颌第一磨牙远中根
    C. 上颌第一磨牙腭侧根
    D. 上颌第一磨牙近中颊侧根
    E. 上颌第一磨牙远中颊侧根

29. 牙周炎的病因中应首先考虑何种因素以指导治疗
    A. 遗传因素
    B. 内分泌因素
    C. 免疫学因素
    D. 菌斑因素
    E. 营养因素

30. 囊腔内含有皮肤附件结构的囊肿可能是
    A. 皮脂腺囊肿
    B. 始基囊肿
    C. 表皮样囊肿
    D. 甲状舌管囊肿
    E. 皮样囊肿

31. 牙列缺失后附着在颌骨周围的软组织位置关系改变是因为
    A. 牙槽骨不断吸收
    B. 软组织萎缩
    C. 颌关系改变
    D. 咬合功能改变
    E. 软组织弹性变形

32. 牙周袋的类型不包括
    A. 骨上袋
    B. 骨下袋
    C. 单面袋
    D. 双面袋
    E. 复杂袋

33. 可摘局部义齿基托的主要功能不包括
    A. 连接义齿各部分成一整体
    B. 承担、传递和分散𬌗力
    C. 直接强有力的固位作用
    D. 修复缺损的软硬组织
    E. 间接固位作用

34. 食物致龋或不致龋表现为进入口腔约 30 分钟内，菌斑 pH
    A. 不变
    B. 上升
    C. 下降
    D. 先升后降
    E. 先降后升

35. 银汞合金充填术要制洞，主要因为
    A. 充填材料黏结力差
    B. 充填材料有体积收缩
    C. 充填材料强度不够
    D. 便于去龋
    E. 充填材料美观性不够

36. 选磨方法中错误的有
    A. 一般先磨正中𬌗的早接触区，不轻易磨改功能牙尖
    B. 侧方𬌗的磨改要兼顾工作侧与非工

作侧

C. 选磨工作应依次完成、减少患者就诊次数

D. 选磨结束必须用硬橡皮轮将牙面抛光，以减少菌斑的堆积

E. 对于因选磨暴露牙本质出现过敏症状的，应进行脱敏治疗

37. 急性浆液性根尖周炎的临床表现，不正确的一项是
    A. 患牙有叩痛
    B. 无全身症状
    C. 患者不能明确指出患牙
    D. 患牙咬合时感到不适，咬紧后反而不痛
    E. 电活力测试大多无反应

38. 儿童最早萌出恒牙的年龄是
    A. 5 岁   B. 6 岁
    C. 7 岁   D. 8 岁
    E. 4 岁

39. 一患者戴用全口义齿 1 周，主诉咬合疼痛，定位不明确。检查发现：黏膜未见明显红肿或溃疡部位，基托边缘伸展合适，做正中颌咬合时，上颌义齿有较明显的扭转。该义齿存在的问题是
    A. 基托不密合   B. 基托翘动
    C. 正中𬌗早接触   D. 前伸𬌗干扰
    E. 正中关系有误

40. 医师用拔牙钳先后拔除上颌中切牙和侧切牙时，发现他在同样施用旋转的方式，而且拔牙钳安放位置正确。施力的大小和速度基本一致情况下，侧切牙牙根尖 1/3 折断在牙槽窝内，分析其原因最有可能的是
    A. 侧切牙的牙根比中切牙的牙根更易折断
    B. 侧切牙牙根尖 1/3 常有弯曲，施用旋转力拔除时较易折断
    C. 拔除侧切牙时，旋转力施用不够

D. 与拔除中切牙和侧切牙的先后顺序有关
    E. 以上都不是

41. 为下颌近中舌侧倾斜的末端孤立牙设置圈形卡环时，卡环臂尖端位于基牙的
    A. 基牙近中缺隙侧邻面
    B. 基牙舌侧近中的倒凹区
    C. 基牙颊侧近中的倒凹区
    D. 基牙远中邻面
    E. 基牙颊侧的倒凹区

42. 牙周疾病感染牙髓通过的主要通道是
    A. 根尖孔   B. 侧支根管
    C. 牙本质小管   D. 牙骨质层板
    E. 发育异常结构

43. 消毒窝洞理想的药物应该是
    A. 消毒力弱、刺激性小、不损伤深层牙髓活力
    B. 刺激性小、渗透性小、向深层组织侵袭
    C. 刺激性大、消毒力强、足以杀灭细菌
    D. 消毒力强、刺激性小、渗透性小，不使牙体组织变色
    E. 消毒力适中、刺激性小，渗透性小，不使牙体组织变色

44. 全口无颌上下牙槽骨的吸收变化是
    A. 上颌向前下颌向后
    B. 下颌向前上颌向后
    C. 上颌弓大于下颌弓
    D. 下颌弓大于上颌弓
    E. 上颌弓变窄而低，下颌弓变大而高

45. 牙体缺损的病因不包括
    A. 龋病   B. 磨损
    C. 牙周病   D. 酸蚀
    E. 发育畸形

46. 选择可摘局部义齿基牙的原则中错误的是

A. 选择健康的牙

B. 虽有牙体疾病，但已经治疗

C. 虽有牙周疾病，但已经得到控制

D. 越近缺隙的牙，效果越好

E. 选用多个基牙时，彼此越平行越好

47. 上颌骨骨折诊断中最有决定意义的症状是

A. 几个牙齿折断或错位

B. 鼻孔大出血

C. 面部肿胀

D. 上颌骨出现动度和错𬌗

E. 脑震荡

48. 试戴时，下列方法中无法判断垂直距离是否正确的一项是

A. 戴入义齿后，是否不敢张口

B. 面部比例是否自然协调

C. 鼻唇沟、颏唇沟深度是否合适

D. 说话时上下牙之间是否有碰击声

E. 面容是否苍老

49. 关于拔牙，下面说法错误的是

A. 拔除上颌中切牙可以使用旋转力

B. 拔除上颌侧切牙可以使用旋转力

C. 拔除上颌尖牙可以使用旋转力

D. 拔除上颌双尖牙使用摇动的方法，应该向腭侧用较大的力量

E. 上颌磨牙拔除时候牵引的方向是向颊侧向𬌗面

50. 对半卡环适用于

A. Ⅰ类导线

B. 锥形牙

C. 游离缺失的末端基牙

D. 孤立的前磨牙、磨牙

E. 前牙缺失的病例

51. 室性心律失常患者首选的局麻药是

A. 利多卡因　　　　B. 普鲁卡因

C. 丁卡因　　　　　D. 布比卡因

E. 卡波卡因

52. 后牙邻面龋制备的窝洞是布莱克分类的

A. 第Ⅰ类洞　　　　B. 第Ⅱ类洞

C. 第Ⅲ类洞　　　　D. 第Ⅳ类洞

E. 第Ⅴ类洞

53. 鼻唇角偏大，可能是

A. 上颌过突　　　　B. 直面型

C. 上唇过厚　　　　D. 开唇露齿

E. 唇短缩

54. 下列哪种牙龈炎又称奋森龈炎

A. 青春期龈炎

B. 妊娠期龈炎

C. 急性坏死性溃疡性龈炎

D. 药物增生性龈炎

E. 慢性牙龈炎

55. 患者男，24岁，因车祸造成面部外伤，出现耳鼻出血伴脑脊液漏，面部不对称，左侧下颌早接触，下面处理正确的是

A. 立刻压迫止血

B. 立即用干棉花堵塞外耳道

C. 不堵塞外耳道和病孔，暂时做颅上颌固定，补血补液，观察

D. 气管切开

E. 气管切开，并用棉花压迫止血

56. 患者，女性，38岁，双颊黏膜白色病变1年。活检标本见上皮萎缩，表面不全角化，上皮钉突呈不规则延长，基底细胞层液化变性，固有层内近上皮区域见淋巴细胞浸润带。病理诊断为

A. 慢性盘状红斑狼疮

B. 寻常性天疱疮

C. 扁平苔藓

D. 良性黏膜类天疱疮

E. 念珠菌病

57. 装盒时，热凝塑料最佳填塞期是

A. 湿砂期　　　　　B. 稀糊期

C. 黏丝期　　　　　D. 面团期

E. 橡胶期

58. 下列减少游离端牙槽嵴负担的措施中错误是
    A. 选用塑料牙
    B. 减小人工牙颊舌径
    C. 减少人工牙数目
    D. 减小基托面积
    E. 增强义齿的固位和稳定

59. 序列拔牙适用于
    A. 乳牙期　　　　B. 替牙期
    C. 恒牙期　　　　D. 恒牙早期
    E. 各期均适用

60. 下颌后部牙槽嵴骨吸收的方向为
    A. 向下、向后　　B. 向下、向外
    C. 向下、向内　　D. 向后、向外
    E. 向下、向前

二、A3/A4 型题：以下提供若干个案例，每个案例下设若干道考题。请根据答案所提供的信息，在每一道考题下面的 A、B、C、D、E 五个备选答案中选择一个最佳答案。

(61~64 题共用题干)

患者，女性，10 岁，舌背反复出现红色斑片 1 年，病损形态时常变换，一般无疼痛。检查：舌背及舌缘有一红色区域，丝状乳头萎缩，周边为黄白色的围线，界限分明。

61. 疾病的诊断不可能的是
    A. 游走性舌炎　　B. 地图样口炎
    C. 地图舌　　　　D. 剥脱性舌炎
    E. 萎缩性舌炎

62. 关于该病的病因不可能的是
    A. 舔舌习惯　　　B. 消化不良
    C. 肠寄生虫　　　D. 病灶感染
    E. 遗传因素

63. 病损可表现为
    A. 黄白色围线出现溃疡
    B. 菌状乳头萎缩

C. 剥脱区形成地图状
D. 剥脱区微突起
E. 红色病损可糜烂

64. 该病的治疗可采用的措施不包括
    A. 本病预后良好，一般不需治疗
    B. 做好解释，消除患者恐惧心理
    C. 伴发白色念珠菌感染者，应用局部治疗
    D. 冷冻或激光治疗
    E. 保持口腔清洁，控制继发感染

(65~66 题共用题干)

患者，男性，4 个月，舌系带粗短、附着较高，伸舌时舌尖部呈"W"形。

65. 目前的治疗是
    A. 立即行舌系带矫正术
    B. 宜观察，到 1~2 岁时考虑是否手术
    C. 练习伸舌
    D. 注意发音
    E. 需用矫治器矫正

66. 如行系带矫正术，下列错误的是
    A. 横切竖缝
    B. 竖切横缝
    C. 应避免损伤下颌下腺导管
    D. 应避免损伤深部血管
    E. 可在局麻下手术

(67~69 题共用题干)

患者男，20 岁，右颌下区无痛性软肿物，表面皮肤正常，口内检查亦未见异常。抽出黏稠而略带黄色蛋清样液体。肿物及颌下腺一并手术摘除，见肿物呈囊性，但术后不久囊肿复发。

67. 最可能的诊断是
    A. 下颌下腺囊肿
    B. 舌下腺囊肿
    C. 颌下区软组织囊肿
    D. 鳃裂囊肿

E. 甲状舌管囊肿

68. 术前对诊断最有帮助的检查是

    A. 舌下腺造影   B. 下颌下腺造影

    C. B超检查   D. 囊肿穿刺检查

    E. 下颌下腺侧位片

69. 最适治疗方法是

    A. 切除舌下腺及摘除囊壁

    B. 切除下颌下腺及摘除囊壁

    C. 完整摘除囊壁，加压包扎

    D. 切除下颌下腺，吸尽囊液，加压包扎

    E. 切除舌下腺，吸尽囊液，加压包扎

(70~72题共用题干)

    患者男，28岁，左颌下肿胀半年，有消长史。触及2 cm×2 cm大小囊性肿物，有波动感，用力时肿物突入口底，口底黏膜呈淡蓝色。

70. 为明确诊断，首先应做哪项检查

    A. 穿刺液检查   B. 颌下腺造影

    C. 颌下腺侧位片   D. 细胞学检查

    E. CT

71. 该患者最有可能的诊断为

    A. 皮样囊肿   B. 鳃裂囊肿

    C. 慢性颌下腺炎   D. 舌下腺囊肿

    E. 囊性水瘤

72. 如行穿刺检查，其穿刺物可能为

    A. 豆渣样物

    B. 蛋清样可拉丝液体

    C. 脓液

    D. 黏稠乳白色液体

    E. 棕色清亮液体

(73~77题共用题干)

    女，49岁，左侧后牙冷热刺激痛3个月，近日自发性锐痛，夜间明显，遇冷热刺激疼痛加重，疼痛放射至左侧的头颈部。

73. 诊断首先考虑

    A. 急性牙髓炎   B. 慢性牙髓炎

    C. 残髓炎   D. 可复性牙髓炎

    E. 逆行性牙髓炎

74. 临床检查见全口卫生情况一般，左侧上下颌第一磨牙均见深龋，有探痛，叩诊（−），为明确诊断最有用的诊断方法是

    A. 平行投照牙片   B. 咬合片

    C. 温度测试   D. 扣诊

    E. 嗅诊

75. 患牙的治疗原则应遵从

    A. 药物保守治疗

    B. 保存剩余牙体组织，充填治疗

    C. 保存活髓

    D. 保存患牙

    E. 拔除患牙

76. 假如选用根管治疗的方法，测量工作长度的方法不包括

    A. 比例法

    B. 根管器械探测法

    C. X线透视或照片法

    D. 根管长度电测法

    E. 根据文献上的根管长度平均值

77. 根管治疗后如果组织发生愈合，组织切片上的表现不包括

    A. 由新生牙骨质或骨样组织使根尖孔封闭

    B. 根尖孔处有瘢痕组织形成

    C. 根尖孔处有囊腔形成

    D. 由健康的纤维结缔组织或骨髓状的疏松结缔组织充满根尖区

    E. 牙槽骨增生与根尖部相连而成骨性愈合

(78~81题共用题干)

    男，8岁，上前牙外伤折断1小时。局部检查：1|冠斜折，切角缺损，牙髓暴露，鲜红敏感，不松动。

78. 对确定患牙治疗方案有帮助的检查是

    A. 温度测验   B. 根尖X线片

C. 全口曲面断层　　D. 咬合关系检查

E. 牙髓电活力测定

79. 首选的治疗是

A. 根管治疗＋桩冠修复

B. 牙髓摘除术

C. 根尖诱导成形术

D. 活髓切断术

E. 戊二醛断髓术

80. 上述治疗成功，牙根发育完成后，应考虑

A. 修复治疗　　　B. 根管治疗

C. 定期复查　　　D. 牙周治疗

E. 正畸牵引治疗

81. 此时，对该缺损牙的修复多采用

A. 局麻备牙、全冠修复

B. 桩冠修复

C. 嵌体修复

D. 支架同位、光敏树脂修复

E. 解释病情，待患儿成年后再做修复

(82～83题共用题干)

患者主诉：一侧后牙嵌塞食物已半年。查：右上颌第一磨牙近中邻面龋，探敏，叩（－），冷测正常牙面同对照牙，进入龋洞时引起疼痛，去除刺激立即消失。

82. 诊断最可能是

A. 中龋　　　　　B. 深龋

C. 慢性牙髓炎　　D. 牙本质敏感症

E. 急性牙髓炎

83. 最可能的治疗是

A. 药物治疗　　　B. 再矿化治疗

C. 磨除法　　　　D. 树脂充填

E. 垫底，银汞充填

(84～86题共用题干)

患者，男性，24岁，唇部肿胀疼痛3天，伴全身发热。检查体温37.5℃，上唇肿胀明显，可见多个脓头。

84. 此部位感染最常见的致病菌为

A. 铜绿假单胞菌

B. 大肠埃希菌

C. 金黄色葡萄球菌

D. 变形链球菌

E. 白色念珠菌

85. 此部位感染易引发海绵窦化脓性血栓性静脉炎的主要原因为

A. 血运丰富

B. 面静脉无静脉瓣

C. 上唇运动较多

D. 细菌毒力强

E. 局部皮脂腺丰富

86. 此患者局部处理的正确方法为

A. 挤出脓头　　　B. 切开引流

C. 红外线理疗　　D. 药物湿敷

E. 局部热敷

(87～89题共用题干)

患儿，女，20个月，家长带来医院，要求口腔检查及咨询如何进行口腔保健。经检查该患儿已萌出16颗乳牙，未见明显龋损，牙龈正常。

87. 医师建议家长采取的措施不包括

A. 每天清洁牙面

B. 教孩子正确刷牙方法

C. 减少进甜食次数

D. 睡前避免喂奶

E. 保持膳食平衡

88. 该患儿可采用的氟化物防龋措施是

A. 牛奶氟化　　　B. 局部涂氟

C. 氟水漱口　　　D. 氟泡沫

E. 氟滴剂

89. 该患儿定期进行口腔检查的适宜时间为

A. 1个月1次　　B. 3个月1次

C. 6个月1次　　D. 9个月1次

E. 1年1次

(90～91题共用题干)

患者，女性，65岁，2年来经常洗脸触及面颊部及上下唇而诱发阵发性闪电样

疼痛。近 3 个月来发作频繁、间歇期缩短，疼痛剧烈难忍，初起服用卡马西平有效，近来加大服药剂量也无效。

90. 该病的诊断为

    A. 三叉神经第Ⅰ支痛

    B. 三叉神经第Ⅱ支痛

    C. 三叉神经第Ⅲ支痛

    D. 三叉神经第Ⅰ、第Ⅱ支痛

    E. 三叉神经第Ⅱ、第Ⅲ支痛

91. 患者目前宜首选的治疗方法

    A. 继续加大卡马西平的服用量

    B. 三叉神经病变支切断撕脱术

    C. 三叉神经病变支麻药封闭疗法

    D. 三叉神经病变支无水乙醇注射疗法

    E. 三叉神经病变支射频温控热凝术

三、B 型题：以下提供若干组考题，每组考题共用在考题前列出的 A、B、C、D、E 五个备选答案。请从中选择一个与问题关系最密切的答案。某个备选答案可能被选择一次、多次或不被选择。

(92 ~ 96 题共用备选答案)

    A. 1 周   B. 1 个月

    C. 3 个月   D. 3 ~ 4 个月

    E. 5 ~ 6 个月

92. 固定修复的最佳时机是拔牙后

93. 前牙外伤牙折伴牙周膜撕裂伤，根管治疗后到桩冠修复时需多久

94. 活动修复至少应在拔牙后多久进行

95. 上颌种植修复的最佳时间是拔牙后

96. 下颌种植修复需拔牙后多久进行

(97 ~ 98 题共用备选答案)

    A. 牙源性角化囊性瘤

    B. 含牙囊肿

    C. 鼻腭囊肿

    D. 球状上颌囊肿

    E. 腮裂囊肿

97. 由牙板上皮剩余形成的，复发率高达 5% ~ 62%

98. 缩余釉上皮剩余形成，包括 1 个未萌牙齿的牙冠

(99 ~ 100 题共用备选答案)

    A. 皮肤红斑、丘疹、水疱，口腔大小不等水疱，破溃后呈糜烂面。反复发作，部位固定

    B. 皮肤红斑、丘疹、水疱或斑丘疹多见于手、足底部皮肤或臀部皮肤，口腔为相互融合的疼痛性小水疱

    C. 皮肤结节性红斑、毛囊炎、疖肿。口腔为反复发作的圆形或椭圆形溃疡，另可出现眼及外生殖器病损

    D. 皮肤大疱，口腔黏膜大小不等的透明水疱

    E. 皮肤蝶形红斑，口腔黏膜萎缩性红斑，周围有短小的放射状条纹围绕

99. 手足口病的临床特征为

100. 白塞病的临床特征为

专业知识

一、A1/A2 型题：每一道考试题下面有 A、B、C、D、E 五个备选答案。请从中选择一个最佳答案。

1. 某患者，试戴烤瓷全冠时，修复体出现翘动，其原因不可能是
   A. 烤瓷冠内的金属瘤
   B. 修复体未完全就位
   C. 预备体轴壁聚合度过大
   D. 石膏代型磨损
   E. 邻接过紧

2. 张某，女，24 岁，因为反及釉质发育不全导致的多数牙龋坏，拔除全口牙，要求全口义齿修复。在询问病史时了解到，因为牙齿问题影响患者婚姻，使患者焦虑不安。在为该患者进行义齿修复设计时，要特别注意的是
   A. 义齿固位要好
   B. 前牙要排列美观
   C. 要有平衡𬌗
   D. 要考虑心理因素
   E. 要选用无尖牙

3. 某患者 2| 锥形牙，与邻牙之间约 1 mm 间隙，下列修复方法中不宜采用的是
   A. 全瓷冠   B. 塑料全冠
   C. 树脂贴面   D. 3/4 冠
   E. 金属烤瓷冠

4. 治疗牙脱位时，应遵循的原则是
   A. 部分脱位牙复位固定观察
   B. 嵌入性牙脱位复位后 2 周应作根管治疗
   C. 完全脱位牙应于 30 分钟内进行再植
   D. 无论何种脱位牙均应进行根管治疗后再固定
   E. 保存患牙

5. 影响全口义齿在口腔中固位的有关因素不包括
   A. 颌骨的解剖形态
   B. 唾液的质和量
   C. 基托的边缘伸展范围、厚薄和形状
   D. 合理的排牙
   E. 口腔黏膜的性质

6. 某无牙颌患者，下颌全口义齿戴用后，说话时有牙尖撞击音，患者面部显得紧张，进食需要大张口，其原因是
   A. 牙尖太锐
   B. 补偿曲线排得过大
   C. 补偿曲线排得过小
   D. 垂直距离过高
   E. 垂直距离过低

7. 某患者，男，40 岁，|23 缺失行固定烤瓷桥修复，应选择以下哪种治疗方案
   A. |14 做基牙
   B. 1|14 做基牙
   C. 1|145 做基牙
   D. 1|145 做基牙
   E. 以上均可

8. 下面哪种是 Kennedy 第二类牙列缺损
   A. 3|3   B. |46
   C. 54|4   D. 621|678
   E. 876|12678

9. 患者男，60 岁，765|4567 缺失，前牙松动，舌侧倒凹明显，口底到龈缘的距离 60 mm，大连接体宜用
   A. 倒凹区之上的舌杆
   B. 舌板
   C. 与黏膜平行的接触的舌杆
   D. 离开黏膜表面，与牙槽嵴平行的舌杆

E. 都不适宜

10. 腭腱膜位于
   A. 舌腭弓内　　　　　B. 咽腭弓内
   C. 软腭的前 1/3　　　D. 软腭的中 1/3
   E. 软腭的后 1/3

11. 患者男，69 岁，7|6 缺失，7| 健康牙槽嵴丰满，口内余牙情况良好，7| 最宜用哪种卡环
   A. 回力卡环　　　　　B. 对半卡环
   C. 联合卡环　　　　　D. 杆形卡环
   E. 圈形卡环

12. 患者，女，45 岁，65421|12567 缺失，余牙正常，设计铸造支架修复，3|4 设计何种卡环
   A. 对半卡环　　　　　B. 正型卡环
   C. 杆式卡环　　　　　D. 环形卡环
   E. 应力中断式卡环

13. 患者，女，30 岁，6| 舌侧倾斜较明显，做全冠修复时，牙体预备舌侧龈边缘最好是
   A. 凹状　　　　　　　B. 刃状
   C. 带斜面肩台　　　　D. 90°肩台
   E. 135°肩台

14. 全口义齿初戴时发现下牙弓明显后退其原因最可能是
   A. 人工牙排列不当
   B. 确定水平颌位关系时下颌前伸
   C. 𬌗架前后移动
   D. 病员下颌骨过后退
   E. 垂直距离过高

15. 慢性增生性牙髓炎的临床表现，说法不正确的是
   A. 多见于青少年患牙
   B. 龋已穿髓，穿髓孔大
   C. 龋洞内红色肉芽组织
   D. 髓底穿通，有红色肉芽组织
   E. 探髓洞内息肉不痛，但易出血

16. 可摘局部义齿不稳定的表现错误的是
   A. 摆动
   B. 旋转
   C. 游离端基托翘起
   D. 义齿下沉
   E. 咀嚼效率低

17. 某患者，戴用金属全冠 3 天后，咀嚼时修复牙出现咬合痛，且有叩痛，引起的原因最可能是
   A. 龈炎　　　　　　　B. 继发龋
   C. 咬合早接触点　　　D. 接触点过紧
   E. 轴面突度过大

18. 患者女，30 岁，4| 活髓牙，全冠修复后第二天出现自发痛最可能的原因是
   A. 牙髓充血　　　　　B. 牙髓炎
   C. 𬌗创伤　　　　　　D. 根尖周炎
   E. 牙周炎

19. 某无牙颌患者，上下颌弓位置关系正常，牙槽嵴丰满，下颌相当于 3| 牙槽嵴唇侧尖锐骨尖，此患者在全口义齿修复前需进行
   A. 唇颊沟加深　　　　B. 上颌结节修整
   C. 唇系带修整　　　　D. 牙槽骨修整
   E. 颊系带修整

20. 烤瓷熔附金属全冠（PFM）在前牙的切端应磨除
   A. 0.3～0.5 mm　　　B. 0.5～1.0 mm
   C. 1.0～1.5 mm　　　D. 2 mm
   E. 3 mm

21. 患者男，60 岁，4|5 / 5|2 缺失，口内余牙情况良好，制作基托时，以下哪项不是基托做缓冲的目的
   A. 防止有碍发音
   B. 防止基托翘起
   C. 防止压迫龈组织
   D. 防止压痛
   E. 防止压伤黏膜组织

22. 患者要求前牙美容治疗，自觉自牙齿萌出后牙面有花斑，而且周围邻居也有类似表现。查：全口牙列均可见不同程度的散在黄褐色及白垩状斑。该患牙诊断为

    A. 特纳牙　　　　B. 氟牙症

    C. 四环素牙　　　D. 浅龋

    E. 遗传性乳光牙本质

23. 以下不是可摘义齿的适应证的是

    A. 游离端缺失

    B. 非游离端缺失

    C. 上下颌同时有缺牙

    D. 牙体缺损

    E. 先天缺牙

24. 全冠黏固后很快出现过敏性疼痛，其主要原因不可能是

    A. 黏固剂刺激

    B. 取印模时刺激

    C. 牙体预备时热刺激

    D. 腐质未去净

    E. 消毒剂刺激

25. 6|缺失，|6伸长，𬌗龈间隙 3 mm，处理较为恰当的方法是

    A. 义齿用铸造支架连支托

    B. 义齿用铸造𬌗面近支托

    C. 义齿用铸造金属𬌗面

    D. |6不修复

    E. |6牙髓部分切除后磨改，修复6|

26. 患者，女性，39 岁，局麻下拔除6|残根，拔牙过程顺利，但 3 天后出现发热，右咽侧壁肿痛，伴张口困难，白细胞计数 $11.0 \times 10^9/L$。最可能的原因是

    A. 拔牙创感染

    B. 咬肌痉挛

    C. 翼下颌间隙感染

    D. 咬肌间隙感染

    E. 颊间隙感染

27. 某患者，4|根尖瘘管，患牙根充后行桩冠修复开始时机一般是

    A. 根充后 3 天　　B. 根充后 1 周

    C. 根充后 3 周　　D. 根充后 2 个月

    E. 瘘管闭合后

28. 排列全口义齿上颌第二磨牙时，其舌尖离平面

    A. 1 mm　　　　B. 1.5 mm

    C. 2 mm　　　　D. 2.5 mm

    E. 3 mm

29. 单端固定桥最大的缺点是

    A. 制作复杂

    B. 基牙受扭力易拉伤

    C. 修复后与邻牙接触不良

    D. 外观不对称

    E. 承受𬌗力小

30. 某无牙颌患者，60 岁，义齿佩戴使用 5 年，自诉咀嚼不利，面容显老，其原因可能是

    A. 义齿固位差

    B. 基托边缘过度伸展

    C. 人工牙排列偏唇颊侧

    D. 垂直距离过高

    E. 垂直距离过低

31. 下列关于全口义齿热处理的方法，正确的是

    A. 将型盒置于温水中，快速加热至沸点，维持 30 分钟，自然冷却

    B. 将型盒置于温水中，慢慢加热至沸点，维持 30 分钟，骤然冷却

    C. 将型盒置于沸水中，维持 30 分钟，自然冷却

    D. 将型盒置于冷水中，慢慢加热至沸点，维持 30 分钟，自然冷却

    E. 将型盒置于冷水中，快速加热至沸点，维持 30 分钟，自然冷却

32. 以下哪项不是可摘局部义齿的组成成分

A. 人工牙   B. 基托
C. 基牙   D. 固位体
E. 连接体

A. 轻压磨切   B. 水雾冷却
C. 短时切割   D. 分次完成
E. 间歇切割

33. 某患者 $\overline{1}$ 变色牙，要求烤瓷冠修复，对 $\overline{1}$ 牙体预备的要求正确的是
   A. 肩台宽度 0.5 mm
   B. 可设计为金属颈圈
   C. 轴面聚合度不超过 10°
   D. 设计为龈上肩台
   E. 牙体颈缘预备成 135°凹面肩台

34. 与固定义齿支持直接有关的是
   A. 基牙的牙周膜面积
   B. 基牙预备体的聚合度
   C. 基牙牙根的粗细
   D. 修复体轴面形态
   E. 两端基牙形态

35. Ⅱ型观测线基牙的倒凹区在
   A. 远缺隙侧   B. 颊侧
   C. 舌侧   D. 近缺隙侧
   E. 近、远缺隙侧，倒凹区都大

36. 某患者，$\overline{6}$ 𬌗面大面积龋坏，要求修复。检查：$\overline{6}$ 探（－），叩（＋＋），$\overline{6}$ 根尖部牙龈上有瘘道，牙周结石Ⅱ度牙龈红肿，在修复前准备工作中，不必要的是
   A. X 线牙片   B. 牙周治疗
   C. 根管治疗   D. 曲面断层片
   E. 给患者讲明治疗方案

37. 某患者，30 岁，$\underline{1}$ 冠折 1/4，5 年来牙齿无叩痛、无松动，牙齿色泽无改变，X 线片示，$\underline{1}$ 根尖无阴影，最适合的治疗方案是
   A. 嵌体   B. 3/4 冠
   C. 塑料全冠   D. 桩核＋全冠
   E. 金瓷冠

38. 牙体预备时，为保护牙髓所采取的措施，错误的是

39. 戴入局部义齿后与基牙疼痛无关的因素是
   A. 基托与基牙接触过紧
   B. 卡环上有高点
   C. 卡环过紧
   D. 基托伸展过长
   E. 义齿设计欠缺，基牙受力过大

40. 不会造成牙槽骨快速吸收的是
   A. 骨质疏松   B. 牙周病
   C. 猖獗龋   D. 全身健康状况差
   E. 义齿设计制作不合理

41. 活髓牙牙体预备后，暂时冠用以下哪种黏固剂较好
   A. 磷酸锌水门汀   B. 玻璃离子水门汀
   C. 丁香油糊剂   D. 光固化树脂
   E. 不用任何黏固剂

42. 全冠印模要求不包括以下哪项
   A. 不变形   B. 关系正确
   C. 边缘充分伸展   D. 𬌗面清晰
   E. 边缘清晰

43. 下列哪项不是做嵌体修复时，牙体预备的要点
   A. 底平壁直、线角清晰
   B. 洞缘斜面 2°~5°，宽约 0.5 mm
   C. 洞形无倒凹
   D. 必要时可加鸠尾固位
   E. 邻面做片切形

44. 桩冠修复时，一般要求根尖部保留充填材料长度为
   A. 0.5~1.0 mm   B. 1~2 mm
   C. 2~3 mm   D. 3~5 mm
   E. 5~8 mm

45. 男，64 岁，$\dfrac{54321}{65}\Big|\dfrac{123678}{5678}$ 缺失，首次

接受可摘局部义齿修复。戴牙后除咬下唇外无不适，其原因是

A. 上前牙排向唇侧较多

B. 前牙排列的覆盖过小

C. 前牙排成深覆𬌗

D. 垂直距离低，致唇松弛

E. 患者下唇肌肉松弛

46. 全口义齿正中𬌗选磨时如一侧上牙舌尖早期接触侧向运动无早接触应选磨

A. 上颌牙舌尖　　B. 下颌牙颊尖

C. 下颌中央窝　　D. 上颌中央窝

E. 下颌牙舌尖

47. 在给某无牙颌患者初戴全口义齿做前伸运动时，若后牙无接触，应

A. 调磨下切牙唇斜面和少许上前牙舌斜面

B. 磨短上前牙切缘

C. 磨短下前牙切缘

D. 用自凝胶升高下后牙高度

E. 用自凝胶升高上后牙高度

48. 排列全口义齿下颌前牙时，其牙长轴近远中向的倾斜度为

A. 1 > 2 > 3　　B. 3 > 1 > 2

C. 2 > 3 > 1　　D. 3 > 2 > 1

E. 2 > 1 > 3

49. 利用息止颌位垂直距离减去息止颌间距离来确定垂直距离的方法，测量息止颌位时鼻底至颏底的距离减去多少作为结果

A. 1~2 mm　　B. 1.5~2.5 mm

C. 2~3 mm　　D. 2.5~3.0 mm

E. 1.0~1.5 mm

50. 患者，女，58 岁，876|678 缺失，牙槽嵴丰满，口内余牙情况良好，咬合关系正常，设计为黏膜支持式义齿的要点是

A. 减小基托范围

B. 减轻基牙𬌗力

C. 减小支持组织承受的力

D. 增加牙尖高度

E. 使用耐磨性好的瓷牙

51. 患者，男，65 岁，65|56 缺失，口内余牙情况良好，咬合关系正常，设计舌杆，牙槽嵴有倒凹安放位置是

A. 与黏膜轻轻接触

B. 位于非倒凹区

C. 位于倒凹区

D. 根据义齿设计类型决定

E. 与黏膜只有 0.5 mm 间隙

52. 矫治器不能引起何处发生变化

A. 颌骨　　　　B. 牙周支持组织

C. 错位牙齿　　D. 枕骨

E. 牙槽骨

53. 全口义齿试戴时发现患者微笑时可见上前牙龈缘，口微闭时上前牙切缘位于唇下 2 mm，第二前磨牙近中面位于口角。此时应该

A. 抬高上前牙龈缘位置

B. 换大号上前牙

C. 换小号上大前牙

D. 抬高上前牙

E. 不必修改

54. 某无牙颌患者在全口义齿摘戴时疼痛，定位明确，戴入后无明显不适。其原因是

A. 基托边缘过长

B. 基托进入组织倒凹

C. 基托组织面有小结节

D. 骨隆突处未缓冲

E. 基托不密合

55. 患者，男性，35 岁，因车祸致口腔颌面部多处裂伤伴下颌骨多发性骨折，出现神志不清、口唇发绀及三凹征，其紧急处理的方法是

A. 吸氧　　　　　B. 清创缝合
C. 口对口呼吸　　D. 骨折复位
E. 气管切开

56. 患者男，30 岁，6 大面积龋坏，牙冠剩余组织少，壁薄，根管治疗后要求修复治疗，最佳治疗方案为
    A. 玻璃离子直接充填
    B. 银汞合金直接充填
    C. 嵌体
    D. 桩核 + 全冠
    E. 铸造金属全冠

57. 以下哪项是固定桥设计是否合理最重要的依据
    A. 基牙不松动
    B. 牙槽嵴丰满，牙龈健康
    C. 基牙负重力不超过基牙周组织最大承受力
    D. 桥体的长度强度合适
    E. 基牙牙冠有足够体积

58. 以下哪个区域应属全口义齿制作中的缓冲区
    A. 后堤区　　　　B. 磨牙后垫区
    C. 切牙乳突区　　D. 牙槽嵴顶
    E. 舌侧翼缘区

59. 某患者，女，30 岁，65 缺失，且缺牙区两侧基牙情况良好，咬合关系正常，应选择以下哪种固定桥方案较合理
    A. 74　　　　　B. 43
    C. 87　　　　　D. 8743
    E. 743

60. 牙尖交错位正常时，说法错误的是
    A. 牙尖交错位依牙尖交错𬌗而定位
    B. 上下牙列中线齐
    C. 牙尖交错𬌗位于两侧颞颌关节之间的中央
    D. 升颌肌的肌电图为高电位
    E. 有良好的正中关系

二、A3/A4 型题：以下提供若干个案例，每个案例下设若干道考题。请根据答案所提供的信息，在每一道考题下面的 A、B、C、D、E 五个备选答案中选择一个最佳答案。

(61~62 题共用题干)
患者戴用全口义齿 2 周，自诉义齿松动，易脱落。

61. 医生在询问病史时，应着重了解
    A. 何时义齿松动　　B. 是否能吃饭
    C. 松动程度如何　　D. 戴入有无恶心
    E. 怎样松动

62. 如果患者说明仅为大张口时义齿松动、脱落，应检查
    A. 人工牙的牙尖斜度
    B. 义齿磨光面的外形
    C. 后部义齿的牙弓
    D. 基托边缘伸展
    E. 正中颌关系

(63~67 题共用题干)
患者，女，30 岁，1 周前因外伤至 1 冠折，已做完善根管治疗。检查：冠折断面在龈上、牙齿无松动，无叩痛，咬合关系正常，X 线片示 1 根充完善无根折。

63. 修复治疗中，最好选用下列哪种修复
    A. 塑料全冠　　　　B. 金属塑料联合冠
    C. 金属核桩冠　　　D. 成品桩桩冠
    E. 1.2 mm 不锈钢丝弯制桩冠

64. 桩冠修复应在根管治疗后多长时间进行
    A. 1 天　　　　　B. 1 周
    C. 2 周　　　　　D. 1 个月
    E. 3 个月

65. 根管预备时长度应达到根管的
    A. 1/2　　　　　B. 1/3
    C. 2/3　　　　　D. 1/4
    E. 4/5

66. 根管预备完成后，做以下哪种处理

A. FC 球暂封

B. CP 球暂封

C. OC 球暂封

D. 75% 乙醇棉球暂封

E. 无需处理

67. 若选择桩核和金瓷冠修复，桩核舌侧为全瓷冠留出最小间隙为

A. 0.1 mm　　　　B. 0.2 mm

C. 0.3 mm　　　　D. 0.4 mm

E. 0.5 mm

(68 ~ 69 题共用题干)

　　某患者戴用全口义齿 1 周，主诉咀嚼费力，黏膜压痛，面部酸胀。

68. 最有可能的原因是

A. 垂直距离过高

B. 戴用时间短，不适应

C. 咬合不平衡

D. 缓冲区未缓冲

E. 基托不密合

69. 处理方法是

A. 调𬒈

B. 坚持戴用，逐渐适应

C. 重新制作

D. 基托组织面缓冲

E. 重衬

(70 ~ 71 题共用题干)

　　患者自诉戴用义齿 1 周后，吃东西时，咬舌和颊侧。

70. 患者咬舌颊侧的原因是

A. 患者身体不适　　B. 基托边缘过长

C. 关节功能紊乱　　D. 人工牙为塑料牙

E. 颌关系有误

71. 处理方法是

A. 磨除过长的基托

B. 重新制作

C. 修改𬒈面形态

D. 嘱患者慢慢适应

E. 将塑料牙改用瓷牙

(72 ~ 73 题共用题干)

　　全口义齿完成后进行初戴，义齿就位后检查发现义齿左右翘动。

72. 义齿就位后如何检查义齿是否平稳

A. 让患者自行做咬合动作

B. 用一根棉签让患者咬在上下前牙间

C. 用双手示指分别放在患者两侧磨牙区

D. 用双手示指分别放在患者前牙区

E. 用双手示指分别放在两侧尖牙

73. 义齿戴入后左右翘动的原因是

A. 基托边缘过短

B. 人工牙的牙尖斜度过小

C. 患者习惯偏侧咀嚼

D. 义齿的组织面有塑料小瘤

E. 上颌义齿硬区相应的基托组织面未做缓冲

(74 ~ 75 题共用题干)

　　某患者戴用全口义齿 1 周后，主诉上颌腭中缝处有轻度压痛。

74. 最有可能的原因是

A. 患者身体不适

B. 上颌腭中缝缓冲不够

C. 垂直距离过高

D. 基托不密合

E. 义齿性口炎

75. 最好的处理方法

A. 调𬒈　　　　　　B. 重新排牙

C. 重新制作　　　　D. 局部缓冲

E. 坚持戴用，逐渐适应

(76 ~ 80 题共用题干)

　　患者，男，18 岁，上颌中切牙切缘釉质缺损呈弧形，第一磨牙牙形态异常，呈桑葚状。有间质性角膜炎及中耳炎病史。

76. 最可能的致病因素是

A. 4 ~ 5 岁期间服用大量四环素

B. 幼儿期患严重营养不良

C. 5 岁之前生活在高氟地区

D. 母亲患梅毒

E. 遗传因素

77. 确诊该病的手段是

A. X 线检查

B. 染色体检查

C. 详细询问病史

D. 血清学检查

E. 骨骼及毛发检测

78. 预防该病的措施是

A. 妊娠早期及时治疗母亲所患疾病

B. 基因治疗

C. 及时改善患儿营养不良

D. 8 岁以下儿童禁用四环素

E. 选择含氟量适宜的水源

79. 该疾病病理过程中，对牙齿组织损害最严重的时期是

A. 胚胎早期

B. 胚胎末期及出生后第 1 个月

C. 1 岁左右

D. 2 岁左右

E. 3 岁以后

80. 治疗方法可选用

A. 光敏树脂修复

B. 用覆罩面和切嵴的塑料夹板修复

C. 酸蚀磨除法

D. 脱色法

E. 再矿化法

(81 ~ 82 题共用题干)

男，27 岁，有癫痫病史，检查见牙龈增生覆盖牙冠 1/2，袋深 4 ~ 6 mm，前牙有移位。

81. 最可能的诊断是

A. 糖尿病型牙周炎

B. 增生性牙龈炎

C. 牙龈纤维瘤病

D. 药物性牙龈增生

E. 维生素 C 缺乏症

82. 最可能与该患者牙龈增生有关的是

A. 苯妥英钠

B. 环孢菌素

C. 硝酸异山梨酯（消心痛）

D. 硝苯地平（硝苯吡啶）

E. 利血平

(83 ~ 87 题共用题干)

患者，男，23 岁，口唇闭合时呈现口腔周围肌肉有紧张感。面中 1/3 前突，面下 1/3 高度偏大。Ⅲ度深覆𬌗，覆盖 6 mm，磨牙呈远中关系。ANB 6°，FMA 35°。上颌拥挤 6 mm，下颌无拥挤。

83. 对此患者的诊断可能为

A. 上下牙列轻度拥挤

B. 安氏一类错𬌗

C. 安氏二类错𬌗

D. 安氏三类错𬌗

E. 颏部发育不足

84. 根据错𬌗畸形的病因学分类，此患者可能为

A. 牙性错𬌗

B. 功能性错𬌗

C. 高角型骨性上颌前突

D. 低角型骨性上颌前突

E. Ⅰ类骨面型上颌前突

85. 对此病人的矫治设计最可行的是

A. 非拔牙

B. 拔除双侧上颌第一双尖牙

C. 拔除上颌第一双尖牙和下颌第一双尖牙

D. 拔除上颌第一双尖牙和下颌第二双尖牙

E. 以上都不是

86. 对此患者采用方丝弓矫治器治疗时应配合使用

A. 上颌平面导板

B. 上颌斜面导板

C. Ⅲ类牵引

D. 高位口外力牵引装置

E. 功能性矫治器

87. 在远中移动尖牙时，最好使用

A. 开大螺旋簧

B. Ⅱ类牵引

C. 尖牙向后结扎

D. 弹力橡皮圈

E. 链状橡皮圈

（88～89题共用题干）

11岁男性，发现下唇内侧黏膜溃疡1周，查体：下唇内侧可见0.6 cm×0.8 cm的椭圆形溃疡，基底略硬，疼痛不明显。

88. 采集病史应重点了解

A. 有无外伤史

B. 口腔卫生习惯

C. 有无咬唇咬颊等口腔不良习惯

D. 家族史

E. 既往口腔治疗史

89. 根据上述临床表现，初步诊断为自伤性溃疡，防止复发的关键是

A. 局部消炎

B. 增强抵抗力

C. 保持良好的口腔卫生

D. 改正口腔不良习惯

E. 避免进食刺激性食物

（90～91题共用题干）

患者，女性，20岁，左颈上部肿块7年，近1周明显增大，表面皮肤发红发亮，皮温增高，伴疼痛，扣之有波动感。

90. 确诊最有价值的辅助检查是

A. B超   B. CT

C. MRI   D. 穿刺

E. 放射性核素扫描

91. 目前最合适的处理方法是

A. 抗感染治疗

B. 切开引流

C. 观察随访

D. 理疗热敷

E. 手术切除

三、B型题：以下提供若干组考题，每组考题共用在考题前列出的 **A、B、C、D、E** 五个备选答案。请从中选择一个与问题关系最密切的答案。某个备选答案可能被选择一次、多次或不被选择。

（92～93题共用备选答案）

A. 4周   B. 8周

C. 3周   D. 10周

E. 2～3周

92. 采用单纯外固定法治疗下颌骨体部骨折时，通常的颌间固定时间为

93. 采用单纯外固定法治疗髁突骨折时，通常的颌间固定时间为

（94～96题共用备选答案）

A. 1～1.5 mm   B. 约1 mm

C. 0.9～1 mm   D. 2.5 mm

E. 0.5～0.8 mm

94. 颌支托凹成球凹面，深度为

95. 隙卡沟预备时，宽度为

96. 前牙的切支托凹，宽度约为

（97～100题共用备选答案）

A. 一般间断缝合法

B. 双圈式缝合法

C. 反缝法

D. 各种连续缝合法

E. 褥式缝合法

97. 口腔中软腭及舌部缝合采用

98. 移植皮片自身嵌接处缝合采用

99. 口腔颌面部手术中肌肉、筋膜、皮肤等缝合采用

100. 皮下组织缝合采用

专业实践能力

一、**A3/A4 型题：以下提供若干个案例，每个案例下设若干道考题。请根据答案所提供的信息，在每一道考题下面的 A、B、C、D、E 五个备选答案中选择一个最佳答案。**

（1～3 题共用题干）

女，41 岁，左下后牙区胀痛不适 4 周。体检见面部两侧基本对称，$\overline{5}$ 远中一瘘口，有少量乳白色物质溢出，临床诊断为角化囊性瘤。

1. 为进一步确定病变范围，首选的检查是
   A. 牙片　　　　　　B. 下颌全景片
   C. 下颌骨后前位片　D. 咬合片
   E. CT

2. 该患者的 X 线片表现不包括
   A. 多房、房差不太大
   B. 单房
   C. 轴向生长
   D. 囊腔内含牙
   E. 牙根锯齿状吸收

3. 若该患者囊肿巨大，刮治很可能出现病理性骨折，最佳的治疗方案是
   A. 囊肿刮除术＋钛板固定术
   B. 左下颌骨部分切除术＋髂骨移植修复术
   C. 袋形手术开放囊肿，二期手术刮治
   D. 左下颌骨部分切除＋血管化腓骨肌瓣游离移植
   E. 囊肿刮治＋颌间结扎

（4～7 题共用题干）

患者，男，26 岁，骑自行车迎面与汽车相撞，面侧着地，随即被护送至急诊室。自述出血约 100 ml，主诉疼痛、口渴。

4. 首诊时，应首先考虑检查的是

A. 测血压　　　　　B. 观察瞳孔
C. 测体重　　　　　D. 头颅 CT
E. 颅底 X 线片

5. 查体时应特别注意的是
   A. 颌面部外伤情况
   B. 有无四肢骨折
   C. 有无细菌感染
   D. 损伤对面容有无影响
   E. 有无胸腹重要脏器损伤

6. 若腮腺区有严重挫裂伤，并伴明显出血，处理时应首先考虑
   A. 输液抗感染
   B. 输血
   C. 应用止血药物
   D. 有面神经断裂时即刻行面神经吻合术
   E. 即刻进行清创止血

7. 若检查时发现患者重度张口受限，待病情稳定后应做的检查是
   A. 全口曲面断层片以了解有无下颌角骨折
   B. 全口曲面断层片以了解有无上颌骨折
   C. 颧骨颧弓位片，确定有无颧骨颧弓骨折
   D. 头颅 CT，确定有无颅底骨折
   E. 颞下颌关节薛氏位，确定有无髁突骨折

（8～10 题共用题干）

35 岁，男性，因发热及口腔黏膜糜烂前来就诊，患者自诉有不洁性交史。查体：T 37.8 ℃，全身淋巴结肿大，咽部黏膜糜烂，唇黏膜可见多个 0.5 cm 左右灰白色斑块。梅毒血清试验强阳性。

8. 临床诊断最可能是

A. 一期梅毒　　　B. 二期梅毒

C. 三期梅毒　　　D. 软下疳

E. 淋病

9. 以下说法错误的是

　　A. 可分为后天梅毒和胎传梅毒

　　B. 后天梅毒主要通过性接触传染

　　C. 一期梅毒的主要症状为硬下疳

　　D. 三期梅毒的口腔黏膜损害主要是三期梅毒舌炎和树胶肿

　　E. 哈钦森牙是二期梅毒的标志性损害

10. 关于梅毒病原体的描述错误的是

　　A. 煮沸可在短期内将其杀灭

　　B. 易存活于潮湿的环境

　　C. 耐寒力强

　　D. 一般消毒剂难于将其杀灭

　　E. 最适温度37 ℃

（11～20题共用题干）

　　患者，男，15岁，直面型，鼻唇角正常，面下1/3正常，颏唇沟略深。前牙Ⅱ度深覆𬌗，覆盖4 mm，磨牙远中尖对尖关系，上颌拥挤4 mm，下颌无拥挤，第二磨牙已完全萌出。

11. 为明确诊断，需进一步了解

　　A. ANB的大小

　　B. 上下颌骨的矢状向长度和位置

　　C. 前牙槽垂直高度

　　D. 后牙槽垂直高度

　　E. 所给资料足够确定诊断

12. 该患者最有可能的诊断为

　　A. 安氏一类错𬌗，牙列拥挤

　　B. 安氏二类错𬌗，平均生长型

　　C. 安氏三类错𬌗，垂直生长型

　　D. 安氏四类错𬌗，牙列拥挤

　　E. 以上都不是

13. 该患者制定治疗计划需进一步了解的内容重要性最低的是

　　A. 上下前牙唇倾度

B. 下颌骨的位置

C. 第三磨牙的牙胚存在与否

D. Bolton指数

E. Spee曲线的曲度

14. 若该患者资料显示允许上前牙唇倾，下颌需向前诱导；治疗计划可能为

　　A. 不拔牙矫治

　　B. 拔除两个上颌第一双尖牙

　　C. 拔除双侧上颌第一双尖牙和下颌第一双尖牙

　　D. 拔除双侧上颌第一双尖牙和双侧下颌第二双尖牙

　　E. 拔除双侧上颌第三磨牙，推双侧上颌第一磨牙向远中

15. 若该患者资料显示不允许上下前牙唇倾，下颌需向前诱导，治疗计划可能为

　　A. 不拔牙矫治

　　B. 拔除两个上颌第一双尖牙

　　C. 拔除双侧上颌第一双尖牙和下颌第一双尖牙

　　D. 拔除双侧上颌第一双尖牙和双侧下颌第二双尖牙

　　E. 拔除双侧上颌第三磨牙，推双侧上颌第一磨牙向远中

16. 若该患者资料显示不允许上前牙唇倾，下颌关节不允许下颌向前诱导，治疗计划可能为

　　A. 不拔牙矫治

　　B. 拔除两个上颌第一双尖牙

　　C. 拔除双侧上颌第一双尖牙和下颌第一双尖牙

　　D. 拔除双侧上颌第一双尖牙和双侧下颌第二双尖牙

　　E. 拔除双侧上颌第三磨牙，推双侧上颌第一磨牙向远中

17. 若治疗计划是拔除2个上颌第一双尖牙，治疗结束后磨牙关系应为

　　A. 中性关系　　　B. 尖对尖远中关系

C. 完全远中关系　　D. 近中关系

E. 轻度远中关系

18. 若治疗计划是拔除双侧上颌第三磨牙，推双侧上颌第一磨牙向远中，Bolton 比率正常，治疗结束后磨牙关系应为

A. 中性关系　　　　B. 尖对尖远中关系

C. 完全远中关系　　D. 近中关系

E. 轻度远中关系

19. 若治疗计划是不拔牙，Bolton 比率较小，治疗结束后磨牙为中性关系，前牙的覆盖应为

A. 正常　　　　　　B. 略大

C. 略小　　　　　　D. 切牙

E. 反牙合

20. 若该患者的前牙 Bolton 比率较大，治疗结束后双侧的尖牙关系可能为

A. 中性关系

B. 尖对尖远中关系

C. 完全远中关系

D. 近中关系

E. 轻度远中关系

(21～23 题共用题干)

　　患儿男，2 岁，左侧完全性腭裂拟行腭裂修复术。

21. 所采用的麻醉方法最合适的是

A. 局部麻醉

B. 针刺麻醉

C. 氯胺酮分离麻醉

D. 静脉麻醉

E. 气管内插管全麻

22. 腭裂术后如果出现瘘口，最常见的部位在

A. 悬雍垂根部

B. 硬腭前部

C. 牙槽嵴部

D. 硬、软腭交界处

E. 软腭中部

23. 术后出现腭瘘的原因，最常见的是

A. 手术时间过长

B. 黏骨膜瓣松弛不够，缝合时张力过大

C. 手术未给大剂量抗生素

D. 患儿年龄过小

E. 术后拆线时间过晚

(24～33 题共用题干)

　　女，15 岁，凸面型，鼻唇角小，面下 1/3 长，磨牙中性关系，尖牙远中关系，前牙Ⅲ度深覆牙合，覆盖 6 mm，上颌前牙段拥挤 4 mm，下颌前牙段拥挤 6 mm，ANB 5.5°。

24. 该患者的可能诊断为

A. 安氏一类错牙合，牙列拥挤

B. 安氏二类错牙合，下颌后下旋转

C. 安氏二类错牙合，水平生长型

D. 安氏三类错牙合，牙列拥挤

E. 以上都不是

25. ANB 大于正常的可能原因不包括

A. 上颌发育过度　　B. 下颌发育不足

C. 下颌后下旋转　　D. 下颌后缩

E. 上牙弓前移

26. 目前下列哪项指标对确定治疗方案最重要

A. SNA　　　　　　B. SNB

C. Wit's 值　　　　D. FMIA

E. 以上都不是

27. 若该患者上下前牙唇倾严重，正畸治疗计划可能为

A. 不拔牙矫治

B. 拔除 2 个上颌第一双尖牙

C. 拔除双侧上颌第一双尖牙和下颌第一双尖牙

D. 拔除双侧上颌第一双尖牙和双侧下颌第二双尖牙

E. 拔除双侧下颌第二双尖牙

28. 治疗时加强支抗需采取的措施是

A. 不需加强支抗　　B. 上颌腭杠

C. 上颌 Nance 弓　　D. 口外弓

E. 以上都不是

29. 打开咬合宜采取下列哪项措施

　　A. J 钩　　　　　　B. 摇椅弓

　　C. 上颌平面导板　　D. Ⅱ类牵引

　　E. Ⅲ类牵引

30. 内收前牙需在何种钢丝上进行

　　A. 0.016 英寸 NiTi 圆丝

　　B. 0.016 英寸不锈钢圆丝

　　C. 0.018 英寸 NiTi 圆丝

　　D. 0.019 英寸×0.025 英寸 NiTi 方丝

　　E. 0.019 英寸×0.025 英寸不锈钢方丝

31. 该患者在治疗中应避免

　　A. 后牙垂直向压入

　　B. 后牙垂直向伸出

　　C. 前牙垂直向压入

　　D. 下颌逆时针旋转

　　E. 以上都不是

32. 治疗结束后的尖牙关系不受下列哪项的影响

　　A. 前牙 Bolton 比率

　　B. 上尖牙的倾斜度

　　C. 前牙转矩

　　D. 咬合打开的程度

　　E. 以上都不是

33. 若该治疗控制不好，最可能出现的是

　　A. 磨牙中性关系

　　B. 磨牙轻远中关系

　　C. 磨牙近中关系

　　D. 前牙反𬌗

　　E. 后牙锁𬌗

(34～37 题共用题干)

　　男性，患者，59 岁，上颌牙列缺失，下颌仅存 7|，健康，近中舌侧倾斜，牙槽嵴丰满，上颌散在骨尖。颌间距离正常。

34. 修复前应做的工作是

A. 拔除 |7

B. 做牙槽骨加高术

C. 做唇颊沟加深术

D. 去骨尖

E. 都不用

35. |7 最宜用哪种卡环

　　A. 回力卡　　　　　B. 杆形卡

　　C. 对半卡　　　　　D. 联合卡

　　E. 圈形卡

36. 戴用义齿 1 周后需复诊调𬌗的原因是

　　A. 加强义齿固位

　　B. 基托下沉

　　C. 义齿咬合平衡已建立

　　D. 义齿基托边缘位置可确定

　　E. 患者已经可以用新义齿咀嚼食物

37. 义齿易出现的不稳定现象不包括

　　A. 翘起　　　　　　B. 摆动

　　C. 旋转　　　　　　D. 下沉

　　E. 脱落

(38～42 题共用题干)

　　患者，女性，24 岁，因左上智齿颊向高位阻生，要求拔除。

38. 拔除该牙应麻醉的神经是同侧的

　　A. 上牙槽后神经＋鼻腭神经

　　B. 上牙槽中神经＋腭前神经

　　C. 上牙槽后神经＋腭后神经

　　D. 上牙槽后神经＋腭前神经

　　E. 上牙槽中神经＋上牙槽后神经＋腭前神经

39. 注射局麻药后同侧颊部随即出现肿胀，这是发生了

　　A. 水肿　　　　　　B. 气肿

　　C. 血肿　　　　　　D. 感染

　　E. 咀嚼肌痉挛

40. 完成局麻注射后，患者同时感到恶心、想吐，余无异常，可能的原因为

　　A. 麻醉了腭小神经

B. 麻醉了上牙槽后神经

C. 麻醉了腭大神经

D. 麻醉药过敏

E. 中毒反应

41. 在麻醉过程中患者发生晕厥，以下处理措施不正确的是

    A. 立即停止注射

    B. 置患者于头低位，松解颈部衣扣

    C. 嗅闻氨水

    D. 静脉推注肾上腺素

    E. 吸氧

42. 在行左上颌结节麻醉时，出现左颊面部血肿，其原因是

    A. 注射针头污染

    B. 局麻药中未加入肾上腺素

    C. 注射深度过浅，麻药液存于黏膜下

    D. 刺破了翼静脉丛

    E. 损伤了上牙槽后神经

(43~45 题共用题干)

患者，男性，60 岁，右上颌第一、第二磨牙残根，不松，左上颌中切牙和侧切牙松动Ⅲ度，根露1/2，测血压 160/90 mmHg，心电图检查正常。

43. 拔除右上颌第一、第二磨牙时，局麻药最好选用

    A. 0.5% 丁卡因

    B. 2% 利多卡因

    C. 1% 含肾上腺素普鲁卡因

    D. 2% 丁卡因

    E. 2% 含肾上腺素普鲁卡因

44. 拔除 1̅2 时，最适合选用的麻醉为

    A. 2% 丁卡因表面麻醉

    B. 2% 含肾上腺素普鲁卡因阻滞麻醉

    C. 2% 含肾上腺素普鲁卡因局部浸润麻醉

    D. 2% 的利多卡因局部浸润麻醉

    E. 2% 利多卡因表面麻醉

45. 拔除 7̅6 时应麻醉的神经是

    A. 上牙槽中神经 + 上牙槽后神经 + 腭后神经

    B. 眶下神经 + 腭后神经

    C. 上牙槽后神经 + 上牙槽中神经 + 鼻腭神经

    D. 上牙槽中神经 + 上牙槽后神经 + 腭前神经

    E. 上牙槽后神经 + 腭前神经

(46~49 题共用题干)

患者 6̅5̅4̅|6̅7̅8̅ 缺失，4̅5̅| 间有约 1.55 mm间隙，不松动。8̅|舌向前倾斜，7̅|不松动、健康。下颌前牙区舌侧牙槽骨为斜坡形。

46. 为其所取的印膜应为

    A. 弹性印膜   B. 开口式印膜

    C. 解剖印膜   D. 功能性印膜

    E. 一次性印膜

47. 为防止食物嵌塞，4̅5̅|上卡环的最佳设计是

    A. 4̅| 三臂卡，5̅| 隙卡

    B. 4̅5̅| 联合舌支托，颊舌侧单臂卡环

    C. 4̅5̅| 联合卡环

    D. 4̅5̅| 间置隙卡

    E. 5̅| 单臂卡和近中支托

48. 若用舌杆连接，舌杆的正确位置为

    A. 紧挨龈缘和黏膜

    B. 离开黏膜0.1 mm，边缘距龈缘1 mm

    C. 离开黏膜0.2 mm，边缘距龈缘2 mm

    D. 离开黏膜0.3 mm，边缘距龈缘3 mm

    E. 离开黏膜0.5 mm，边缘距龈缘5 mm

49. 该义齿戴入后，不用检查

    A. 支架是否完全就位

    B. 基托是否与黏膜贴合

    C. 唇齿音是否改变

    D. 咬合是否平衡

    E. 基托伸展是否适中

二、案例分析题：以下提供若干个案例，每个案例下设若干个提问，请根据题干所提供的信息和提示信息，在每题下面的备选答案中选出全部正确答案。正确答案可能为一个或多个，根据选项的重要性而得分权重不同，选对正确答案得分，选错答案扣分，直至扣至本问得分为 0（注：案例分析题答题在机考中不可逆，即答完一问后不能返回修改）。

（50～54 题共用题干）

患儿，女，5 岁，右下后牙食物嵌塞数周前来就诊，无其他明显不适，无疼痛史或牙龈肿胀史。临床检查显示 $\overline{E}$ 和 $\overline{D}$ 间食物嵌塞，$\overline{D}$ 远中邻面龋坏。X 线检查显示 $\overline{D}$ 龋蚀近髓腔，但无其他异常。

50. 若 $\overline{D}$ 探诊敏感，未探及穿髓点，去龋净后近髓敏感，但未露髓，宜对该牙采取
   A. 活髓切断术
   B. 直接盖髓术
   C. 深龋再矿化治疗
   D. 间接盖髓术
   E. 去髓术
   F. 龋病充填治疗

51. 若 $\overline{D}$ 去龋净后露髓，露髓孔 <1 mm，可以对该患牙采取
   A. 活髓切断术
   B. 直接盖髓术
   C. 深龋再矿化治疗
   D. 间接盖髓术
   E. 去髓术
   F. 龋病充填治疗

52. 若 $\overline{D}$ 去龋未净露髓，对该患牙可能采取
   A. 活髓切断术
   B. 直接盖髓术
   C. 深龋再矿化治疗
   D. 间接盖髓术
   E. 去髓术
   F. 龋病充填治疗

53. 若 $\overline{D}$ 进行去髓术治疗，根管充填可采用的根管充填材料有
   A. Vitapex 糊剂
   B. 氧化锌丁香油糊剂
   C. 牙胶尖
   D. 碘仿制剂
   E. 氢氧化钙制剂
   F. 抗菌药物制剂

54. 若该患牙龋坏累及多个牙面，牙体组织缺损范围广，其修复治疗应首选
   A. 银汞合金
   B. 玻璃离子
   C. 复合树脂
   D. 复合体
   E. 氧化锌丁香油水门汀
   F. 金属成品冠修复

（55～58 题共用题干）

患者，女性，76 岁，全口义齿初戴 3 个月，自诉美观，发音好，但咀嚼食物时间稍长牙槽嵴疼痛，义齿变松，有时脱落。检查：义齿就位再取下，固位力良好；左下牙槽嵴颊侧黏膜浅白色斑块 3 mm×5 mm，咬合时下颌义齿滑动。

55. 修复效果不佳原因可能是
   A. 印模不正确
   B. 义齿稳定性欠佳
   C. 模型变形
   D. 基托变形不密合
   E. 牙槽嵴窄小
   F. 咀嚼时间过长

56. 如果义齿仅在咀嚼食物时脱位，应重点检查的是
   A. 义齿的殆平衡
   B. 基托边缘伸展
   C. 基托面积
   D. 后堤区处理情况
   E. 系带避让情况
   F. 食物的数量

57. 检查是否有咬合平衡的方法是
   A. 患者咬合时医生手感义齿动度
   B. 患者咬合时刀片插入上下颌牙间
   C. 观察咬合时基托的稳定性
   D. 压力指示剂法
   E. 咬合纸检查
   F. 以上都是

58. 如果下颌向右侧运动时，工作侧有殆干扰，为达到平衡殆，正确的调磨是
    A. 选磨右上后牙颊尖
    B. 选磨右下后牙颊尖
    C. 选磨左上后牙颊尖
    D. 选磨左下后牙颊尖
    E. 选磨上下颊尖
    F. 选磨上下舌尖

(59~63题共用题干)

患者1年前因右侧口底出现无痛性肿块于外地医院诊断为"右舌下腺囊肿"，行右舌下囊肿摘除术。2周前发现在口底有一个无痛性肿块前来就诊。检查：左口底近下颌下腺导管开口处可见一个1.5 cm×1.0 cm肿物，质软，无压痛。

59. 该患者的可能诊断是
    A. 左口底黏液囊肿
    B. 左舌下腺囊肿
    C. 左口底脓肿
    D. 右口底囊肿
    E. 右舌下腺囊肿复发

60. 该患者的治疗原则是
    A. 左口底黏液囊肿摘除术
    B. 左舌下腺囊肿摘除术
    C. 右舌下腺囊肿摘除术
    D. 左右舌下腺摘除术
    E. 左舌下腺囊肿摘除术 + 右舌下腺摘除术

61. 该患者的术前准备应该做到
    A. 详细询问患者有无系统性疾病
    B. 术前检查血常规、PT及APTT
    C. 局部X线检查
    D. B超检查
    E. 术前应用抗生素

62. 该患者术中应注意
    A. 保护舌神经
    B. 保护舌下神经
    C. 保护下颌下腺导管

D. 保护舌动脉
E. 完整摘除舌下腺

63. 该患者术后可能出现的并发症有
    A. 口底水肿或出血
    B. 伸舌舌尖偏向患侧
    C. 张口受限
    D. 患侧舌前味觉的改变
    E. 患侧下颌下区进食时肿胀

(64~69题共用题干)

患者，男性，20岁，2个月前因进食冷热食物感左上后牙疼痛来医院就诊，不进食时无不适感，检查 7 近中邻面深龋，探诊酸痛，及大量软化牙本质，无叩痛，无松动，冷测一过性疼痛。

64. 该牙在龋病治疗的操作过程中应注意的问题有
    A. 用高速涡轮机持续操作，争取一次去净腐质
    B. 使用慢钻间断切割
    C. 不用水冷却，避免对牙髓造成冷刺激
    D. 清洁和干燥窝洞直接用气枪喷吹
    E. 洞侧壁的软化牙本质应彻底去净，髓壁或轴壁处的软化牙本质可保留少许
    F. 用探针探查有无穿髓孔时，应沿洞底轻轻滑动，勿施加压力
    G. 充填前应对窝洞进行盖髓垫底以保护牙髓

65. 该牙去龋尽，未穿髓，有敏感，拟间接盖髓，可选用的材料有
    A. 磷酸锌水门汀
    B. 氧化锌丁香油水门汀
    C. 玻璃离子水门汀
    D. EDTA
    E. 氢氧化钙
    F. 碘仿糊剂
    G. 聚羧酸锌水门汀

66. 如采用树脂充填，可用作窝洞消毒的药物是
    A. 碘伏   B. FC
    C. 75%乙醇   D. TA
    E. 碘酊   F. 樟脑酚
    G. 丁香油酚   H. 木榴油
    I. 抗生素

67. 数日前，患者出现左侧头面部自发性疼痛，间歇发作，呈放射性，下列疾病中可能出现类似疼痛症状的有
    A. 左三叉神经痛
    B. 左颞下颌关节紊乱病
    C. 急性牙髓炎
    D. 急性根尖周炎
    E. 左上后牙区龈乳头炎
    F. 急性上颌窦炎
    G. 可复性牙髓炎

68. 如果确诊为7|急性牙髓炎，可采用的无痛技术有
    A. 表面麻醉   B. 阻滞麻醉
    C. 失活法   D. 理疗
    E. 针灸   F. 局部浸润麻醉
    G. 口服镇痛剂

69. 如选用失活法，可用作失活剂的有
    A. 金属砷   B. 丁香油酚
    C. 蟾酥制剂   D. 多聚甲醛
    E. 麝香草酚   F. 亚砷酸
    G. 甲醛溶液

（70～71题共用题干）

患儿，男，11岁，因右下后牙疼痛2天前来就诊，疼痛为持续性疼痛，咀嚼时加重，有自发痛史。临床检查显示5|无龋坏，但有畸形中央尖折断痕迹，无明显松动，叩痛明显，X线检查示5|根尖周膜增宽。

70. 对该患牙的诊断为
    A. 深龋   B. 急性牙髓炎
    C. 慢性牙髓炎   D. 牙髓坏死
    E. 急性根尖周炎 F. 慢性根尖周炎

71. 为缓解症状，可对5|采取的最有效的处理是
    A. 根管封药消毒 B. 开髓引流
    C. 调𬌗磨改   D. 安抚治疗
    E. 抗生素治疗   F. 以上都是

参考答案

冲刺试卷一

基础知识

题号	1	2	3	4	5	6	7	8	9	10
答案	A	E	E	C	A	D	A	B	C	A
题号	11	12	13	14	15	16	17	18	19	20
答案	E	B	A	B	E	D	E	B	B	D
题号	21	22	23	24	25	26	27	28	29	30
答案	B	B	C	D	B	B	D	D	C	E
题号	31	32	33	34	35	36	37	38	39	40
答案	D	B	D	A	D	D	D	C	D	B
题号	41	42	43	44	45	46	47	48	49	50
答案	B	C	B	C	E	C	A	E	E	C
题号	51	52	53	54	55	56	57	58	59	60
答案	C	B	A	E	E	B	D	A	E	E
题号	61	62	63	64	65	66	67	68	69	70
答案	C	A	B	C	C	D	D	D	D	B
题号	71	72	73	74	75	76	77	78	79	80
答案	E	C	B	D	B	A	C	E	D	D
题号	81	82	83	84	85	86	87	88	89	90
答案	C	B	B	D	C	C	C	B	A	B
题号	91	92	93	94	95	96	97	98	99	100
答案	B	B	D	C	D	E	E	B	A	D

冲刺试卷一

相关专业知识

题号	1	2	3	4	5	6	7	8	9	10
答案	D	B	D	B	A	D	C	E	E	D
题号	11	12	13	14	15	16	17	18	19	20
答案	C	E	C	C	B	A	D	E	C	C
题号	21	22	23	24	25	26	27	28	29	30
答案	A	B	A	E	C	B	D	C	E	B
题号	31	32	33	34	35	36	37	38	39	40
答案	C	D	D	C	D	D	D	A	C	B
题号	41	42	43	44	45	46	47	48	49	50
答案	C	D	E	D	B	A	B	B	A	D
题号	51	52	53	54	55	56	57	58	59	60
答案	D	A	A	A	B	A	E	C	B	E
题号	61	62	63	64	65	66	67	68	69	70
答案	A	E	C	B	B	D	E	B	A	B
题号	71	72	73	74	75	76	77	78	79	80
答案	A	C	B	A	E	D	C	E	E	E
题号	81	82	83	84	85	86	87	88	89	90
答案	B	E	B	C	E	E	E	D	E	C
题号	91	92	93	94	95	96	97	98	99	100
答案	D	E	D	A	D	C	A	B	B	E

冲刺试卷一

专业知识

题号	1	2	3	4	5	6	7	8	9	10
答案	B	D	A	D	E	B	E	D	B	B
题号	11	12	13	14	15	16	17	18	19	20
答案	C	A	A	B	E	A	A	C	D	A
题号	21	22	23	24	25	26	27	28	29	30
答案	B	E	E	B	E	E	A	B	E	E
题号	31	32	33	34	35	36	37	38	39	40
答案	E	A	A	B	C	E	E	E	E	E
题号	41	42	43	44	45	46	47	48	49	50
答案	E	C	E	D	D	B	C	C	B	A
题号	51	52	53	54	55	56	57	58	59	60
答案	B	E	B	C	E	D	C	C	E	C
题号	61	62	63	64	65	66	67	68	69	70
答案	B	B	C	A	D	A	D	D	B	C
题号	71	72	73	74	75	76	77	78	79	80
答案	B	D	E	C	B	E	A	B	B	E
题号	81	82	83	84	85	86	87	88	89	90
答案	A	B	D	A	D	A	C	C	C	E
题号	91	92	93	94	95	96	97	98	99	100
答案	E	C	D	A	A	C	B	B	D	C

冲刺试卷一
专业实践能力

题号	1	2	3	4	5	6	7	8	9	10
答案	A	B	E	E	E	C	B	B	A	A
题号	11	12	13	14	15	16	17	18	19	20
答案	A	D	C	E	D	D	B	C	D	A
题号	21	22	23	24	25	26	27	28	29	30
答案	D	B	C	A	E	D	D	B	A	C
题号	31	32	33	34	35	36	37	38	39	40
答案	D	A	D	B	A	E	E	A	C	E
题号	41	42	43	44	45	46	47	48	49	50
答案	C	C	C	C	E	B	B	D	B	E
题号	51	52	53	54	55	56	57	58	59	60
答案	ABD	ABDFGH	B	D	C	B	F	AC	ACDE	ABCDEF
题号	61	62	63	64	65	66	67			
答案	ABCDG	ACD	ABDEG	BDE	AD	BCDF	DE			

冲刺试卷二

基础知识

题号	1	2	3	4	5	6	7	8	9	10
答案	A	C	D	A	D	B	D	B	E	A
题号	11	12	13	14	15	16	17	18	19	20
答案	D	C	D	E	D	E	B	C	B	D
题号	21	22	23	24	25	26	27	28	29	30
答案	A	C	D	B	E	E	C	D	D	D
题号	31	32	33	34	35	36	37	38	39	40
答案	A	A	A	D	E	D	E	A	A	C
题号	41	42	43	44	45	46	47	48	49	50
答案	C	B	B	C	B	A	B	A	E	C
题号	51	52	53	54	55	56	57	58	59	60
答案	A	B	C	B	B	D	A	B	C	B
题号	61	62	63	64	65	66	67	68	69	70
答案	B	E	A	A	C	C	A	C	B	A
题号	71	72	73	74	75	76	77	78	79	80
答案	C	A	B	D	A	D	D	C	E	A
题号	81	82	83	84	85	86	87	88	89	90
答案	A	B	D	B	A	C	C	A	B	C
题号	91	92	93	94	95	96	97	98	99	100
答案	C	D	B	A	E	C	D	B	B	C

冲刺试卷二

相关专业知识

题号	1	2	3	4	5	6	7	8	9	10
答案	D	A	A	D	C	C	A	B	D	B
题号	11	12	13	14	15	16	17	18	19	20
答案	C	E	E	C	D	C	B	D	E	D
题号	21	22	23	24	25	26	27	28	29	30
答案	C	C	B	D	C	A	E	A	C	A
题号	31	32	33	34	35	36	37	38	39	40
答案	D	D	D	D	B	A	D	B	C	B
题号	41	42	43	44	45	46	47	48	49	50
答案	B	A	D	A	A	B	D	D	E	A
题号	51	52	53	54	55	56	57	58	59	60
答案	D	D	D	E	C	C	B	B	C	A
题号	61	62	63	64	65	66	67	68	69	70
答案	B	E	D	B	A	B	D	A	C	C
题号	71	72	73	74	75	76	77	78	79	80
答案	B	A	A	D	A	D	A	D	D	B
题号	81	82	83	84	85	86	87	88	89	90
答案	E	A	D	C	C	D	E	E	E	B
题号	91	92	93	94	95	96	97	98	99	100
答案	C	A	A	B	E	E	C	B	C	B

冲刺试卷二

专业知识

题号	1	2	3	4	5	6	7	8	9	10
答案	B	B	D	D	C	C	B	C	C	B
题号	11	12	13	14	15	16	17	18	19	20
答案	D	D	A	E	C	E	E	E	C	D
题号	21	22	23	24	25	26	27	28	29	30
答案	D	A	B	C	A	C	D	D	B	B
题号	31	32	33	34	35	36	37	38	39	40
答案	B	C	D	E	A	A	D	B	C	D
题号	41	42	43	44	45	46	47	48	49	50
答案	C	D	E	B	A	B	B	C	E	B
题号	51	52	53	54	55	56	57	58	59	60
答案	C	D	C	A	A	B	C	B	D	D
题号	61	62	63	64	65	66	67	68	69	70
答案	D	B	A	E	E	E	B	D	D	E
题号	71	72	73	74	75	76	77	78	79	80
答案	D	D	B	C	A	B	D	D	D	B
题号	81	82	83	84	85	86	87	88	89	90
答案	E	A	D	B	A	B	A	C	D	A
题号	91	92	93	94	95	96	97	98	99	100
答案	A	B	D	E	B	D	C	E	A	C

冲刺试卷二

专业实践能力

题号	1	2	3	4	5	6	7	8	9	10
答案	B	E	D	B	C	A	A	C	C	D
题号	11	12	13	14	15	16	17	18	19	20
答案	A	B	C	C	C	C	A	E	D	B
题号	21	22	23	24	25	26	27	28	29	30
答案	C	A	D	A	B	E	B	D	A	D
题号	31	32	33	34	35	36	37	38	39	40
答案	D	C	C	E	B	C	A	E	D	E
题号	41	42	43	44	45	46	47	48	49	50
答案	C	D	C	C	C	C	A	D	B	C
题号	51	52	53	54	55	56	57	58	59	60
答案	ABCD	A	D	ABEF	D	B	ABCDEF	ABCDEF	AC	B
题号	61	62	63	64	65	66	67	68	69	70
答案	ABCDFG	D	CE	B	F	F	B	ABCE	BCD	ACD

冲刺试卷三

基础知识

题号	1	2	3	4	5	6	7	8	9	10
答案	E	A	A	A	C	A	D	A	D	B
题号	11	12	13	14	15	16	17	18	19	20
答案	C	A	B	B	C	B	C	E	C	D
题号	21	22	23	24	25	26	27	28	29	30
答案	C	B	C	D	C	B	B	D	B	A
题号	31	32	33	34	35	36	37	38	39	40
答案	E	A	B	B	E	A	D	B	E	B
题号	41	42	43	44	45	46	47	48	49	50
答案	C	E	E	C	C	E	B	C	E	A
题号	51	52	53	54	55	56	57	58	59	60
答案	D	D	D	C	B	B	D	E	C	D
题号	61	62	63	64	65	66	67	68	69	70
答案	E	B	B	C	D	E	D	B	C	B
题号	71	72	73	74	75	76	77	78	79	80
答案	A	D	E	B	C	C	D	A	C	D
题号	81	82	83	84	85	86	87	88	89	90
答案	B	B	D	E	E	C	C	E	E	D
题号	91	92	93	94	95	96	97	98	99	100
答案	D	B	C	C	D	A	C	D	D	A

冲刺试卷三
相关专业知识

题号	1	2	3	4	5	6	7	8	9	10
答案	C	C	A	D	D	C	B	D	C	A
题号	11	12	13	14	15	16	17	18	19	20
答案	A	A	D	D	C	B	E	A	B	C
题号	21	22	23	24	25	26	27	28	29	30
答案	C	E	D	C	B	D	C	C	D	E
题号	31	32	33	34	35	36	37	38	39	40
答案	A	D	C	C	A	C	C	B	E	B
题号	41	42	43	44	45	46	47	48	49	50
答案	B	A	D	D	C	E	D	A	D	D
题号	51	52	53	54	55	56	57	58	59	60
答案	A	B	B	C	C	C	D	D	B	B
题号	61	62	63	64	65	66	67	68	69	70
答案	E	A	C	D	B	B	B	D	E	A
题号	71	72	73	74	75	76	77	78	79	80
答案	D	B	A	C	D	E	C	B	D	B
题号	81	82	83	84	85	86	87	88	89	90
答案	D	B	E	C	B	D	B	E	C	E
题号	91	92	93	94	95	96	97	98	99	100
答案	E	C	A	B	E	D	A	B	B	C

冲刺试卷三

专业知识

题号	1	2	3	4	5	6	7	8	9	10
答案	C	B	D	E	D	D	B	D	B	C
题号	11	12	13	14	15	16	17	18	19	20
答案	E	C	B	B	D	E	C	B	D	D
题号	21	22	23	24	25	26	27	28	29	30
答案	A	B	D	D	B	C	E	A	B	E
题号	31	32	33	34	35	36	37	38	39	40
答案	D	C	E	A	D	D	E	D	D	C
题号	41	42	43	44	45	46	47	48	49	50
答案	C	C	B	D	B	C	A	D	C	C
题号	51	52	53	54	55	56	57	58	59	60
答案	B	D	A	B	E	D	C	C	E	D
题号	61	62	63	64	65	66	67	68	69	70
答案	A	D	C	B	C	D	E	A	C	E
题号	71	72	73	74	75	76	77	78	79	80
答案	D	C	E	B	D	D	D	A	B	A
题号	81	82	83	84	85	86	87	88	89	90
答案	D	A	C	C	B	D	B	C	D	D
题号	91	92	93	94	95	96	97	98	99	100
答案	B	A	E	A	C	D	B	D	A	C

冲刺试卷三
专业实践能力

题号	1	2	3	4	5	6	7	8	9	10
答案	B	E	D	B	E	D	C	B	E	D
题号	11	12	13	14	15	16	17	18	19	20
答案	B	B	D	A	E	B	C	A	B	E
题号	21	22	23	24	25	26	27	28	29	30
答案	E	B	B	B	E	D	C	D	A	E
题号	31	32	33	34	35	36	37	38	39	40
答案	B	E	B	D	E	E	C	D	C	A
题号	41	42	43	44	45	46	47	48	49	50
答案	D	D	B	A	D	D	C	D	C	D
题号	51	52	53	54	55	56	57	58	59	60
答案	AB	AE	ABDEF	F	B	A	F	A	BE	D
题号	61	62	63	64	65	66	67	68	69	70
答案	ABE	ABCE	ABDE	BEFG	BCEG	C	ACEF	BCF	ACDF	E
题号	71									
答案	B									